U0333316

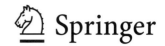

Anesthesia in
Low-Resourced Settings:
Near Misses and Lessons Learned

# 资源匮乏时的
# 麻醉实践：经验与教训

主编
[美] 约翰·G. 布罗克-乌特内 (John G. Brock-Utne)

主审
刘进　李斌飞

主译
尹晴　刘岗

科学技术文献出版社
SCIENTIFIC AND TECHNICAL DOCUMENTATION PRESS

·北京·

**图书在版编目（CIP）数据**

资源匮乏时的麻醉实践：经验与教训 / (美) 约翰·G. 布罗克-乌特内 (John G. Brock-Utne) 主编；尹晴，刘岗主译. -- 北京：科学技术文献出版社，2024. 10
ISBN 978-7-5235-1908-0

Ⅰ. R614

中国国家版本馆 CIP 数据核字第 2024ZP2762 号

著作权合同登记号 图字：01-2024-3370
中文简体字版权专有权归科学技术文献出版社所有
First published in English under the title
Anesthesia in Low-Resourced Settings: Near Misses and Lessons Learned
by John G. Brock-Utne, MD, PhD, FFA(SA), edition: 1
Copyright © Springer Nature Switzerland AG, 2021
This edition has been translated and published under licence from
Springer Nature Switzerland AG.

**资源匮乏时的麻醉实践：经验与教训**

策划编辑：危文慧　　责任编辑：张　蓉　危文慧　　责任校对：张吲哚　　责任出版：张志平

| | | |
|---|---|---|
| 出 版 者 | 科学技术文献出版社 | |
| 地　　址 | 北京市复兴路15号　邮编 100038 | |
| 编 务 部 | （010）58882938，58882087（传真） | |
| 发 行 部 | （010）58882868，58882870（传真） | |
| 邮 购 部 | （010）58882873 | |
| 官 方 网 址 | www.stdp.com.cn | |
| 发 行 者 | 科学技术文献出版社发行　全国各地新华书店经销 | |
| 印 刷 者 | 北京地大彩印有限公司 | |
| 版　　次 | 2024 年 10 月第 1 版　2024 年 10 月第 1 次印刷 | |
| 开　　本 | 710×1000　1/16 | |
| 字　　数 | 260千 | |
| 印　　张 | 14.5　彩插28面 | |
| 书　　号 | ISBN 978-7-5235-1908-0 | |
| 定　　价 | 128.00元 | |

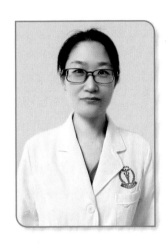

## 尹 晴

麻醉学博士，博士后，硕士研究生导师，中山市人民医院麻醉科医师。

【专业特长】

擅长临床麻醉，并从事相关科研工作。主要研究方向为围手术期并发症防治及器官保护。

【学术成果】

主持或作为主要项目组成员参与多项省部级研究项目，发表论文20余篇，作为主译、副主编、编者出版专著5部。

# 主译简介

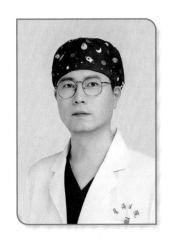

## 刘 岗

医学硕士，主任医师（麻醉学、重症医学），苏州工业园区某医院麻醉科主任，苏州工业园区先进工作者，党外知识分子代表人士。

【社会任职】

苏州市中西医结合学会麻醉专业委员会、疼痛专业委员会委员；《医学参考报—疼痛学专刊》编委；丁香园论文写作、医学英语版块版主，丁香达人，多家公众号和社会媒体的特约撰稿人和讲课嘉宾。

【专业特长】

擅长临床麻醉、重症急救、疼痛诊疗。

【学术成果】

发表论文数十篇，多篇论文在全国性年会上壁报展出和获奖；作为主译、副主译、编者出版有关麻醉学、呼吸病学、急诊医学、康复医学、疼痛学等领域的专著共20余本。

# 译者名单

**主　审**

刘　进　李斌飞

**主　译**

尹　晴　刘　岗

**译　者**（按姓氏笔画排序）

尹　晴　中山市人民医院

白　雪　广东省中医院

刘　岗　苏州工业园区某医院

刘美玉　扬州大学附属江都人民医院

刘炽艺　中山市人民医院

肖　可　浙江大学医学院附属第二医院

吴　江　苏州京东方医院

陈　璋　宁波市第二医院

周　磊　南京医科大学附属常州市妇幼保健院

俞立奇　上海市公共卫生临床中心

聂　偲　暨南大学附属第一医院

徐　立　苏州工业园区星海医院

惠　夏　江南大学附属医院

# 原书序言

刘美玉 译 刘岗 尹晴 吴江 校

在历史的长河中，医疗使命之旅是麻醉医师参与全球卫生事业的最常见形式。在过去的几代人中，"使命"含义发生了变化。人道主义者Albert Schweitzer医师，因其"敬畏生命"的理念，获得了1952年的诺贝尔和平奖。他最杰出的贡献是1913年在加蓬建立了一家医院，历经两次重建，时至今日，该医院仍在为患者提供医疗服务。

随着时间的推移，全球卫生事业已有其独有的研究领域，为改善全球卫生状况，通过教育和研究，全球卫生事业在很大程度上已将重点（从过去的短期援助或"使命"工作）转向加强当地卫生事业能力，还有许多全球卫生专家甚至对基于服务的短期使命工作的效果（或成果）和动机提出了质疑，他们提到了这可能造成伦理道德问题和新殖民主义。

然而，如果考虑那些在当地没有外科医师的情况下，因援助医师修复了直肠阴道瘘而提高了生活质量的无数患者，或在外国医师的帮助下而安全分娩的婴儿，抑或因腭裂修复后不再受营养不良之苦的儿童，那么这些使命之旅就会得到热烈支持。如果采访一下Albert Schweitzer医院每年收治的5万名患者，你自然会认为他们也支持这项工作。

只有当处于一个比原有的资源条件更有限的环境中工作时，才会意识到，原来我们把拥有大量资源视为理所当然。若温度和湿度不理想，我们会取消手术，而在资源有限的环境中，许多手术室的窗户都是开着的，电力不稳定，没有自来水，患者手臂上重复使用的乳胶手套代替了一次性止血带。在一些其他场合，一次性隔离衣、手术铺单和口罩也是由可重复使用的布料制成的。某些麻醉从业者从未见过呼气末二氧化碳波形，一些心电图监护仪使用的也是微小针电极。在大多数机构中，通过墙壁内的管道供氧供气和吸引都是梦想。事实上，医用空气大部分情况也是没有的，甚至更出乎意料的是，医用氧气也是如此。

低氧血症患者使用的是工业氧而不是医用氧，呼吸机加湿系统使用的是自来水而不是蒸馏水，儿科患者使用的是成年人的血压袖带……这些对缺乏患者所需基本资源的工作人员而言，都是他们每天所面临的现实困境。为帮助患者度过手术和危重病时期，医务人员不得不在理想的、不太理想的和不可想象的环境中做出选择。尽管艰难的抉择往往会激发创新，也值得我们所有人从中学习，但在许多情况下，患者的安全却受到了损害。资源有限时，麻醉医师要学会维持微妙的平衡。

本书叙述的历史背景是那个对患者缺乏标准监护的年代，书中涉及的大多数没见过的设备和药品目前已被淘汰。除了实用的临床学习要点，本书还提出了对现今的全球卫生实践仍有意义的常见伦理困境。如何在尊重和理解患者文化差异的情况下，获得知情同意？应采取什么措施来防止捐赠设备的荒废？我们能从传统医学工作者那里学到什么？通过深刻的病例讨论，读者可得到合理提示，即在新环境中工作总会遇到挑战，但解决方案通常需要因地制宜。当提及农村地区的医疗实践，这些困境就不仅只发生于国外，在我们自己的国家也会遇到。对于在资源匮乏的偏远地区工作的、国外环境中工作的和即将踏上医疗使命之旅的麻醉医师，本书将引起你前所未有的思考，你也会因此而准备得更加充分。

Ana Maria Crawford，MD，MSc，FASA

Founder of the Division of Global Health Equity at Stanford University

anacrawford@stanford.edu

# 原书前言

肖可 译　刘岗　尹晴　白雪 校

林中双歧，

吾选幽径，

自此以往，天殊地别。

——Robert Frost（1874—1963年）

自我记事起，就一直渴望四处闯荡，作为挪威人，也许是我的维京血脉激发了这种渴望。当我考虑医学专业时，为何选择麻醉学，决定性因素之一就是它能让我有机会周游世界并到世界各地工作。幸甚至哉，我瞭望世界的愿望成了现实。最终，我在三个大洲工作过，其中就包括了在南非的17年。

许多麻醉医师知道，前往资源匮乏地区参加为期1~2周的医疗外援非常有意义。医疗外援的组织者会招募团队，并提供所需的手术和麻醉设备，而你工作的小医院只需提供的资源就是手术室、氧气、电力，也许还有氧化亚氮。外援团队提供的现代化设备和监测仪器确保了手术和麻醉的安全，这使得医疗外援的麻醉体验与在国内标准条件下的麻醉体验相似。

然而，本书病例讲述的并不是1~2周短暂逗留的医疗外援。其讲述的是麻醉医师在资源匮乏的环境中长时间（数月甚至数年）沉浸其中的生活。这种体验与短期的医疗外援任务截然不同，可供使用的现代化仪器和设备很少，而且，你会发现医院资金严重不足。这些医院通常是由低矮的煤渣砖砌成的建筑组成，通常被高大的安全墙环绕。院内的楼房就像整齐排列的营房，在每个楼房里，你会发现一排又一排间隔约两英尺的金属病床。如果医院繁忙拥挤，你甚至会发现患者被安置在病床下。医院里没有单人间，通常也没有窗帘来保护隐私。因为医院没有钱支付燃料来保持发电机全天候运转，所以电力是间歇性供应。医院里鲜有空调，若你幸运的话，可能会有吊扇，但停电时它也会停止转动。空气中永远弥散着汗臭和防腐剂的味道，酷热难耐的气候让人窒息。除了这些挑战，麻醉医师还经常孤军奋战，使用旧的和（或）不熟悉的设备，管理患有奇异未知疾病的患者，药品也经常过期。

当你第一次踏足这种资源匮乏的地区，对当地居民的异域疾病或他们的文化信仰，你可能缺乏实际的了解。更大的挑战可能来自语言不通，你将无法与当地的患者和护士交流。因此，对未在这种环境中接受过训练的人来说，实施麻醉可能是一件很棘手的事情。这一切，在我1971年第一次到南非时就领教了。

本书中，我已经标注出了病例发生的国家，它可能在非洲、亚洲、拉丁美洲或南美洲。需要声明的是，本书病例中的很多国家我没有去过，也没有在那里工作过。但这些病例或问题，无论是我亲身经历的还是从朋友那里收集到的，都是真实的。我把它们收录进来，是为了展示在这些地方工作时可能遇到的各种不同的挑战，无论是疾病谱还是药物使用，等等。

书中按字母顺序，列出了提到的每个国家，并简要介绍了这些国家的人口规模、主要宗教信仰和使用的语言。你可能会惊讶地发现，非洲大陆上竟然有54个独立自治的国家（译者注：本书省略了对非洲国家的翻译介绍）。

在资源匮乏的地区，无论医院还是诊所，医务人员都很杰出，他们在最艰苦的环境中挥洒汗水，几乎没有经济支持。对于他们不屈不挠的精神和对同胞深切的同情，我们所能做的，也唯有由衷的敬佩。在我看来，这些医院犹如在风雨飘摇的世界中燃烧的希望之火，照亮了前行的道路。

本书试图通过分析病例，概述在资源匮乏的环境中，即使是短暂的访问，也可能遇到的困难和问题。我希望本书能帮你更深入地理解你可能会面临的各种问题，从而做好准备。

在资源匮乏的地区工作，听起来可能令人生畏。然而，如果你一旦开始这样的冒险，我敢断言这将是一段铭记于心、收获满满的经历。事实上，若这段时光最后不能成为你职业生涯中最快乐的一段时光，反会让我意外。

因为，于我来说，这无疑是最快乐的一段时光。

我无法预知你的命运，

但我深知一点：

你们当中，真正快乐的人，

是那些寻求并发现如何奉献的人。

——Albert Schweitzer（1875—1965年）

John G. Brock-Utne，MA，MD，PhD，FCMSA

Department of Anesthesiology，Peri-operative & Pain Medicine

Stanford University Medical Center

Stanford，CA，USA

# 原书致谢

白雪 译 刘岗 尹晴 聂偲 校

感谢我的妻子Sue，作为一名医师的妻子，她一直给予我鼓励和理解。没有她的陪伴，我在非洲的17载岁月，恐怕难以如此绚烂。她在校对方面的帮助也无比珍贵。

感谢挪威奥斯陆大学医院–国立医院（Rikshospitalet）的Jon Gjessing博士（原籍瑞典松兹瓦尔市）、Arne Oesterud博士、Lorents Gran博士，感谢他们引领我走上学术之路。

感谢南非德班纳塔尔大学医学院麻醉科教授兼系主任John W. Downing博士，感谢他在德班及之后的时光里，给予的指导、友谊和智慧。

感谢Ana Maria Crawford博士慷慨同意为本书作序。

感谢我的秘书Carolyn，她是世上最好的秘书。无论是主动性还是其对细节的把控，都至臻完美。

感谢施普林格的Greg Sutorius和Eugenia Judson，感谢你们随时为我的问题和关注提供帮助。

深深感谢在非洲和远东与我一起共事的以下人员，感谢他们的友情和对患者的卓越贡献。

Miriam Adhikari, Peter John Allan, John Atchison, Andrew Andrews, Nasima Badsha, Brian Baker, Andy J. Barclay, Rosie Barclay, Jeff Barwise, Gordon Blake, David Blight, Paul Blignaut, Adrian (Bosie) Bosenberg, Erin Botha, Robert Buley, Ross Bullock, Richard (Dick) Burrows, Pat Callander, Jerry Coovadia, Chris Cuerden,

Peter Desmaris, George Dimopoulos, Tom Dow, John W. Downing, Richard Dunning, Johan DuPreez, Inga Elson, Herbert Engelbrecht, Paul Fairbrother, Vladimir Firago, Louise Fourie, Stephen L. Gaffin, Premjith Gathiram, Alexandro Gavaze, Jon Gjessing, Michael Grant, Christopher Good, Allan Gorven, Neal Goodwin, Lorentz Gran, Ronald Green-Thompson, Mike Gregory, Gordon Haddow, Ariff Ahmed Haffejee, John Hamilton, Rex Henderson, Bruce Henderson, John Hicks, Allan Hold, Alison Holloway, William Huizinga, David Humphrey, Mike James, David Jeal, Brother John, Derek G. Jordaan, John Jordaan, Ahmed (Mahmood) Kadwa, Soromini Kallichurum, Sunder Roopsun Kambaran, Komal Kamra, Mary Khaing, Muhammad Fazl-Ur Rahman Khan, Harry Kingston, Yvonne Koen, Ben Le Roux, Andrew Logan, Andrew Love, Paul G. Lukin, Robin MacGillvray, Rob MacKenzie, TA MacPherson, Rajend Maharaj, Nisha Malhotra, Emmanuel ("Mannie") Mankowitz, Masizane Marivate, Maurice Mars, Aileen Marszalek, Nasim Mayat, Robin McAravey, Larry McFadden, Ashley Micks, Robert (Bob) Mickel, Jack Moodley, David Morrell, Mike Moshal, Ali Mossa, Don Moyes, Glen Moffett, Khobi Msimang, Radha Muthukumarasamy, Rai Naidu, Clint Naiker, Sim Naicker, Birgit Niestroj, James Nixon, Andy Norbury, John Odell, Stephen O'Keefe, Alicja Orkiszewski, Tim Pavy, Sherman Ripley, Dennis Pudifin, Deshandra Raidoo, Jerry Readie, John Redpath, John Robbs, Tony Rocke, Mike Rogers, Chris Rout, Joe Rubin, Tom Ruttman, Robert Salisbury, Inga Schwegmann, Nigel Schodel, Soraya Seedat, Dione Somerville, Julian Somerville, Ted Sommerville, Jean Marie Spitaels, Robin Stiebel, Marie Strassburg, James V an Dellen, Johan V an den Ende, Herman van der Heyden, Hoosen M. V awda, BJ V orster, Hendrik J. Vreman, Michelle Wells, Steve Welman, Nigel Welsh, Brian Wessels, Ron Williamson, Gail Wilmot, Tim Winning, and Amadeo Zanotti.

# 中文版序言

随着现代麻醉和围手术期医学的发展，临床麻醉正逐步实现自动化、智能化和个体化（精准化），对于大多数麻醉同道，靠观察患者鼻腔前羽毛运动判断呼吸的资源匮乏时代已经远去，年轻的麻醉医师，更是自住院医师规范化培训时起，所处的就是可视化引导下操作、多参数自动监护的环境。

但资源匮乏真的再也不存在了吗？无论是人祸战争，还是地震、灾害性气候等天灾，都有可能出现医疗资源匮乏时如何救治患者的问题。本书是John G. Brock-Utne医师《经验与教训》系列图书中的一册，秉承其一贯的写作风格，娓娓道来他及其同事在资源匮乏环境中的病例故事。

本书的病例故事，有些是麻醉医师在手术室内工作的传统故事，有些是麻醉医师在资源匮乏环境下，不得不兼任外科医师、新生儿医师、急诊医师的故事。

其实麻醉学从诞生开始，主要的工作内涵就是对疾病和病情的变化进行诊断、治疗和积极预防。麻醉医师在围麻醉手术期急危重症的快速诊断、救治、积极预防方面，具有更强烈的主动意识和更高水平的知识与技能，这是麻醉医师的优势，也是麻醉学走向围手术期医学的重要标志。在学科未来发展的道路上，年轻的麻醉医师要"青衿之志，履践致远""桑榆非晚，柠月如风""奋楫笃行，臻于至善"，发挥麻醉医师"大道行思，取则行远"的优势，努力成为急危重症抢救的主力军。

整体上，麻醉学科已基本跨过了安全门槛，正朝着改善预后和远期疗效的目标迈进。中国麻醉学正处于"学古不泥古，破法不悖法""云程发轫，干霄凌云"的发展道路，然学科发展仍任重道远，需要每个麻醉医师"朝乾夕惕，功不唐捐""筚路蓝缕，栉风沐雨"。

保持开放性思维和审慎性态度对每位合格的麻醉医师都至关重要，本书在资源匮乏环境中的麻醉病例故事，多有步步惊心、岌岌可危的紧迫感，但读后常有峰回路转、原来如此的感慨。感谢译者团队的精彩翻译，让更多的同道有机会学习本书的智慧和经验，相信无论是初学麻醉的医学生，还是工作多年的麻醉医师，都能在阅读后受益良多。

2023.12.29

# 中文版前言

医师需要不断学习，但培训总是有限的，对于临床可能的少见、罕见，甚至威胁生命的麻醉危象，如何让每位麻醉医师都能应对自如呢？作为麻醉医师，我们时常在"接近失误"的情况下艰难决策。这些情况下的风险/收益比通常是未知的，尤其当你身处陌生环境，资源也匮乏时。尽管模拟实验室提供了重要的补充，但要成为麻醉学大师，往往还需要小窍门与创新思维，也就是所谓的精湛技艺。

从事多年麻醉工作后，我们偶尔会自欺地认为已"见过一切"。但无论是住院医师培训的第一天，还是漫长的经历过各种危机职业生涯的最后一天，都可能出现独特的情况，没有哪位麻醉医师会经历每个可能的临床场景，只有通过分享经验，才能从中学习。

在*Anesthesia in Low-Resourced Settings：Near Misses and Lessons Learned*中，John G. Brock-Utne博士呈现了资源匮乏环境中90个真实、独特且出乎意料的临床场景，为我们提供了非常重要的参考。书内多数病例中，麻醉医师凭借敏捷的思维和多年的经验，最终摆脱了险境，少数失败病例中，也进行了思考和分析，给出了今后能化险为夷的方法。每章都是一个独立的病例，包括场景描述和遇到的问题。更重要的是，作为一位卓越的临床医师和屡获殊荣的教师，John G. Brock-Utne博士解释了他诊断时如何思考，常提出相当简单而巧妙的解决方法，总结经验教训，并提供了参考文献，就像在篝火旁讲故事般娓娓道来。

这些病例中的某些管理步骤可能会有争议。因此，在麻醉学培训中，它们可以成为教学讨论病例，促使师生展开更深入的交流。但最重要的是，无论是复杂的还是资源匮乏的麻醉环境中，本书旨在提醒读者注意麻醉实践中可能出现的各种危险情况，以及如何更好地预防和（或）管理。

自我20世纪90年代接受麻醉培训以来，麻醉愈加安全。如今，当我与培训生一起工作时，我经常告诉他们当年在没有麻醉机和监护仪的情况下如何工作，他们都难以置信。我这样做，是为了强调在资源匮乏时，如何观察患者、如何利用有限的资源，以及做到整个手术团队的通力协作。

借用希波克拉底的话：生命短暂，医术恒久，危机瞬变，实践艰险，决策不易（The art is long，Life is short；Experiment perilous，Decisions difficult）。医者不仅要为正确的医疗决策、医疗行动准备好，还要有良好的沟通和协调能力，使患者及护理人员等外在因素通力合作。

我相信每位读者都将从John G. Brock-Utne博士管理各种复杂临床困境的渊博知识和富有趣味的叙述方法中受益，祝开卷有益。

最后，由衷感谢中山市人民医院的医师师天雄、冯晓川为本书的封面提供了精美图片。

尹晴　　刘岗

2023.12.30

# 目　录

# 病例1 现在你要做什么？

推荐阅读

徐立 译 俞立奇 刘岗 尹晴 校

　　接下来的3个月，你将是赞比亚北部一所健康使命医院里唯一的麻醉医师（译者注："mission hospital"是指以特定使命为目标的医疗机构。这个"使命"通常是为了提供某种特定类型的医疗服务，比如在偏远地区提供基础医疗服务，也可能是由宗教组织或传教团体经营或支持的医院，为社区提供医疗服务，同时传播宗教或人道主义价值观。这样的机构可能会比大型医院规模小，但角色至关重要，为那些可能无法获得其他医疗服务的人们提供帮助）。今天是工作的第一天，你自己的麻醉设备预计还需两周才能运达。

　　麻醉技术员向你展示了一个有各种管子（图1.1）的硬纸箱，并告诉你："这是我们用于自主呼吸患者的麻醉系统/回路。几个即将进行的泌尿外科手术的麻醉无须使用任何肌松剂。这将是面罩（未展示）。"

　　麻醉技术员退后，希望你来组装系统。

　　*你能做到吗？这个系统叫什么？在下一页，你将看到它组装好的样子。*

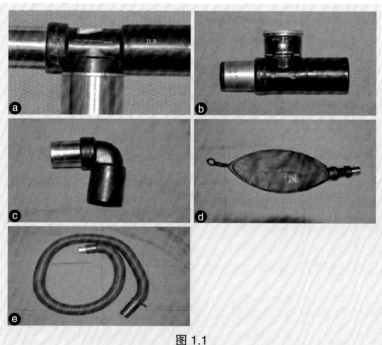

图 1.1

（由JGBU提供）

**? 解答**

组装好的系统如图1.2所示。

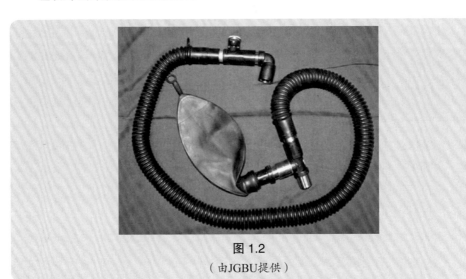

图 1.2

（由JGBU提供）

Ivan Magill爵士是首位设计该麻醉系统的医师。目的是在颌面外科手术中，不用将面罩置于患者的脸上。基于此，他为第一次世界大战归来面部毁容的英国士兵进行了整容手术。该系统也以英国加的夫市的教授，即WW Mapleson博士的名字命名为Mapleson A系统/回路。我曾有幸在1980年见过WW Mapleson博士，他极具魅力。在这个系统中，极为关键的一点在于，位于储气袋附近的新鲜气流（fresh gas flow，FGF）入口远离患者的气道。在气道端（面罩端），有一个Heidbrink压力安全阀，这是放置面罩的地方。

Mapleson系统是呼吸回路，也被称为流量控制的呼吸系统或二氧化碳冲洗回路，因为它们依赖新鲜气流来冲洗二氧化碳。Mapleson系统分为5种基本类型，即Mapleson A、Mapleson B、Mapleson C、Mapleson D和Mapleson E，后来又增加了Mapleson F。

**Mapleson A系统特点**

1.简单、安全、廉价。

2.能够输送预定的混合吸入气体。

3.适用于成人自主呼吸。

4.坚固、紧凑和轻便。

5.若新鲜气流达70～85 mL/（kg·min），就能有效地排出二氧化碳（若患者有发热，则需要增加新鲜气流量）。

6.低气道阻力。

7.无效腔最小。

**Mapleson A的组成**

A.呼吸管道

1.通常为由橡胶或塑料制成的大口径波纹管（波纹增加了柔韧性和抗扭结能力）。

2.重量轻，气道阻力小。

3.有一定的膨胀性，但不足以抵消回路中产生的过大压力。

B.可调限压阀（Heidbrink）（也称为压力安全阀、排气阀、气门、泄压阀、呼气阀或溢流阀）

1.当通气系统内的压力超过阀门的开启压力时，该阀门允许呼出的废气和新鲜气体排出通气系统。

2.这是一种单向、可调、装有弹簧的阀。

3.通过手动调节弹簧以设定开启阀门所需的压力。

C.储气囊

1.储气囊是大多数通气系统的重要组成部分。

2.由防静电橡胶或塑料制成。

3.储气囊可以是黑色的抗静电材料气囊，也可以是绿色的低电荷材料气囊，具有防静电性能。

4.呼气相容纳新鲜气流，储备下一次吸气所需的气体。

5.用于监测患者的通气模式。

6.用于辅助或控制通气，但无论是手动还是机控，只有Mapleson D回路可以用于控制通气。

7.因为储气囊是呼吸系统中最易膨胀的部分，它可以保护患者免受系统中过大的压力。

D.接头和适配器

1.连接通气系统的各个部分。

2.延长患者与通气系统之间的距离。

3.允许更灵活的移动。

4.增加了无效腔和阻力。

5.增加了断开连接的可能。

在Mapleson A系统中，新鲜气体从靠近储气囊的回路远端进入（图1.3）。一根110 cm长的波纹管将靠近机器端的储气囊连接到位于系统近患者端的可调限压的Heidbrink阀上。Heidbrink阀靠近患者端，用于呼气时排气。储气囊可为患者实施通气并监测呼吸，还能储存气体，保护患者免受通气系统内压力过高的影响。

Mapleson A用于自主呼吸的麻醉患者（图1.3、图1.4）。

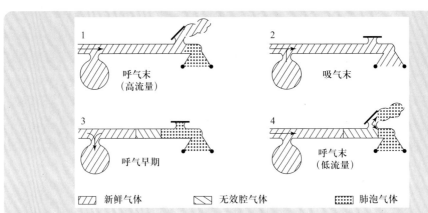

当储气袋充满时，呼气阀就打开，肺泡气体被排入大气中。在呼气暂停期间，进入波纹管的肺泡气也通过呼气阀排出，排出的肺泡气量取决于新鲜气体流量（1）。若新鲜气流量≥分钟通气量［70~100 mL/（kg·min）］，则会将呼出的肺泡气全部冲洗出回路。若新鲜气流量低于分钟通气量，部分肺泡气体则留在通气回路中，就会重复吸入。若新鲜气流量很低，则更多的肺泡气会保留在通气回路中。当新鲜气流量等于分钟通气量时，系统运行效率最高。Mapleson A是自主呼吸的首选通气回路，其重复呼吸可忽略不计。所需的新鲜气流量为70~85 mL/（kg·min），即平均成年人5~6 L/min的新鲜气流量。

**图 1.3**

（经Kain ML，Nunn JF.许可复制。Functional analysis of Mapleson A system during spontaneous respiration. Fresh gas economics of the Magill Circuit. Anesthesiology. 1968；29：964-974）

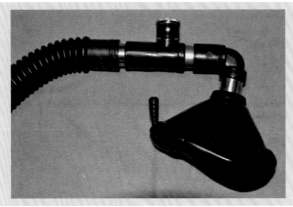

带有Heidbrink阀和面罩的Mapleson A回路的远端。

**图 1.4**

（由JGBU提供）

📋 **建议**

1.医疗资源不足时，熟悉Mapleson回路十分重要。出乎意料，你会发现经常使用它。

2.请注意，Mapleson A不应用于控制通气。如果必须要用于控制通气，那请务必监测呼气末二氧化碳分压。

💬 **译者评注**

Mapleson回路过去主要应用在麻醉学和重症监护领域，以下是一些常见应用：①麻醉诱导和维持；②镇静和机械通气；③快速序贯诱导和气管插管技术；④临床教学和模拟培训。

Mapleson回路的类型较多，为确保患者安全有效的通气支持，准确选择和正确配置非常重要。

你可以查看此链接来了解Mapleson A回路的作用：
https://www.frca.co.uk/article.aspx?articleid=100138#.

参考文献

# 病例2 该图有什么问题吗？

徐立 译 俞立奇 刘岗 尹晴 校

你刚刚抵达位于土耳其东部的一个手术室。麻醉技术员向你展示如何检查机器，这里的一切看似都很正常（图2.1）。氧气由大型H型钢瓶提供。当充满时，气瓶有大约7100 L的氧气和2200 psi的压力〔译者注：2200 psi即150标准大气压（atm）〕。现场未能看到呼吸机，但显然你可以将Mapleson A回路连接到麻醉机右前方的新鲜气体出口上（见病例1）。如果技术员可为你提供Bain回路（Mapleson D），那么你便可不使用Mapleson A，而是直接通过Bain回路手动通气。如果你有一个像Penlon那样的压力切换型呼吸机，也可以直接使用。

*然而，开始实施麻醉之前，你是否应该确保某些问题已经被纠正了呢？*

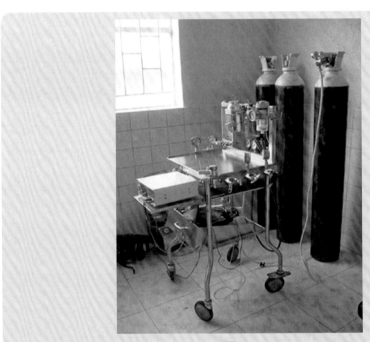

**图 2.1**
（由Alicja Orkizewski博士提供）

## ？ 解答

必须把大型H型钢瓶固定在墙上，这样它们才不会倒下来[1]。鉴于身处地震灾区，这一点尤为重要。

## 讨论

许多年前,在南非德班市纳塔尔大学医学院的一个实验室里,一个装有氦气的大型H型钢瓶掉落,顶部的阀门应声断裂。钢瓶变成了一枚出膛的炮弹,穿透了实验室的墙壁,掠过走廊,并在某个楼层击穿外墙后落在了停车场。在长达百米的狂野冲刺中,钢瓶避开了人群和车辆。在停车场的尽头,它又冲破了一道栅栏,飞过人行道,在地面上疾驰穿越十分繁忙的Congella路。最终,它停在了路的另一边——荷兰改革教会的一堵墙壁处。在这一过程中奇迹般地,无人受伤,也没有汽车被击中。钢瓶总共飞行了约400英尺(122 m)。

## 建议

所有大型钢瓶都必须固定好。

## 译者评注

该病例向我们展示了固定对手术室安全和设备使用的重要性。为了避免潜在的伤害和事故,医疗场所的安全措施是至关重要的。

医疗专业人员在手术室中应时刻关注设备的安全性,并遵循正确的操作规范。同时,我们也能够体会到震区环境下的特殊安全要求。该病例强调了在医疗实践中,规范和标准对保障患者和医疗团队的安全极其重要。

## 病例3　没有带4个成串刺激的神经肌肉监测仪，没问题

参考文献

徐立 译　俞立奇　刘岗　尹晴 校

你刚刚抵达南非北部祖鲁族所在地区的一家健康使命医院。你所有的麻醉设备，如光棒和带4个成串刺激的肌松监测仪，都尚未运达。有人告诉你这些设备将于一周内到达。

第二天，在手术室内，你刚刚为一名ASAⅠ级男性患者的开腹阑尾切除术做了全身麻醉。当患者可以抬头3～4秒后，便将气管导管（endotracheal tube，ETT）拔出。患者可以自主呼吸，生命体征正常。因为你不会祖鲁语，你转问身旁的祖鲁族住院医师，问她如何表达"伸出你的舌头"她回答说："Khipa ulimi lwakho。"

在她的帮助下，你告诉患者伸出舌头，患者照做了。但住院医师十分疑惑："你为什么不直接让患者握紧你的手呢？"

在全身麻醉结束时，你认为让患者伸舌的原因有几个，尤其是当你未行神经肌肉监测时。

1.表明患者可听从指令。诚然，如果患者能握手，也可以得到同样的答案，明显还有更多的原因。

2.表示患者可保护其呼吸道，这是单纯握手无法做到的。

3.早期对神经肌肉功能监测的临床研究表明，伸舌是神经肌肉功能恢复的良好评估方法[1]。

4.伸出舌头是一个非常态动作。除非被要求，否则很少有患者会主动这么做，而相比伸舌，握手更可能是偶然事件。

5.第12对脑神经完好（这方面相对不那么重要）。

6.还有另一个原因，其可能是最为重要的一个，*你认为那是什么？*

### ？解答

当麻醉结束，患者按照你的要求伸出舌头时，在场的每个人都能看到。因此，无论是在法庭还是医院审查委员会上，手术室里的每个人都可证明，患者在手术结束时是清醒的，并能够遵循指令。相反，如果让患者紧握你的手，那便只有你自己能感觉到。

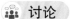 **讨论**

要求患者伸舌是一种快速确定患者是否清醒并遵循指令的方法，它也可能是衡量肌肉力量恢复充分的一个较好指标[2-3]。但最重要的原因是，在场的每一个人都可以确认，麻醉结束后患者已清醒这一事实。

**建议**

在我的执业生涯中，总是要求我的患者伸舌。当患者照办时，我很安心，也许对你来说也应是如此。

**译者评注**

在全身麻醉结束后，判断患者是否清醒以及肌肉力量恢复充分的指标有以下几个。

1.知觉觉醒评分（Aldrete评分）：这是一种常用的评估标准，包括意识水平、呼吸、血压、循环和运动等因素。当Aldrete评分＞8分，可认为患者已清醒且肌肉力量恢复充分。

2.意识水平评估：医师可使用不同的工具和评分系统来评估患者的意识水平，如格拉斯哥昏迷评分（glasgow coma scale）或剑桥麻醉唤醒测试（Cambridge anesthesia waking test）。这些评估通常包括患者对定向、反应性和语言能力的评估，以确定患者是否清醒。

3.自主呼吸恢复：在全身麻醉结束后，评估患者的自主呼吸功能是否恢复非常重要。患者应该能够自主维持正常的呼吸模式和频率。

4.肌肉力量恢复评估：医师可以通过观察患者的肌肉活动和对指令的反应来评估肌肉力量的恢复。例如，要求患者伸舌、握紧医师的手或抬头。

## 病例4 古老的，也是唯一的一台麻醉机

徐立 译 俞立奇 刘岗 尹晴 校

你刚抵达东非肯尼亚的一家健康使命医院，图4.1（文后彩插图4.1）是唯一可用的麻醉机。马上有台急诊手术，但由于没有能用的输液泵，你无法实施安全的全凭静脉麻醉（total intravenous anesthesia，TIVA）。看着这台机器，你必须确定它与平时使用的机器的不同之处，这样你就可以确定其局限性，然后采取预防措施。

*不同之处是什么呢？*

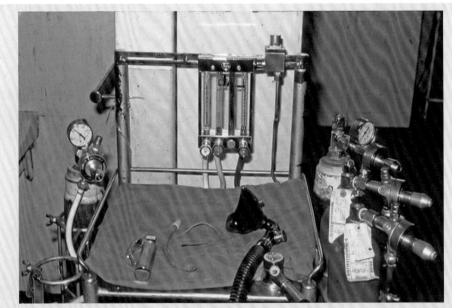

图 4.1

（由JGBU提供）

**? 解答（无特定顺序）**

1.无管道氧气。

2.无二氧化碳吸收罐。

3.一个Mapleson A回路。

4.红色橡胶气管导管。检查导管气囊等，仅有一根气管导芯可供使用。

5.一个压缩空气钢瓶（美国颜色为黄色；国际颜色为白色和黑色）位于转子

流量计的左侧。

6.还有两个压缩空气钢瓶，不清楚是否装满。

7.两个笑气钢瓶（美国颜色和国际颜色均为蓝色），不清楚是否装满。

8.没有血氧饱和度、二氧化碳、氧气浓度分析仪和温度监测仪。

9.无吸引装置，这点非常致命。

10.无氧气钢瓶（美国颜色为绿色，国际颜色为白色）。

### 建议

在确定了机器的限制因素之后，应尽可能纠正，并检查机器能否正常工作。

### 译者评注

　　一台古老的机器可能因长时间使用而有磨损或工作状态不正常等问题。使用前，应对机器彻底检查和维护，或找有经验的技术人员来检修。

　　面对有限的设备，医护人员需要充分了解并适应机器的局限性，不能依赖仪器，还必须依靠自己的临床技能和判断来监测患者的状态，并做出必要的调整和干预。

# 病例5 乙醚是唯一的麻醉药，而你从未用过

徐立 译 俞立奇 刘岗 尹晴 校

20世纪70年代初，作为一名年轻注册住院医师，我在南非德班爱德华八世国王医院工作，一次我的一位老师Barwise博士给了我一项艰巨的任务，让我通过Mapleson A回路，给自主呼吸的患者实施面罩吸入的全凭乙醚麻醉。就如同病例1一样，Mapleson A回路连接到麻醉机，氧气会流过一个装满乙醚的玻意耳瓶（图5.1，文后彩插图5.1）。我的首次全凭乙醚麻醉完成的并不很成功，患者是一位非常强壮的ASA Ⅰ级的男性［身高6英尺4英寸（约198 cm），体重250磅（约113 kg）］，麻醉开始后，其突然咳嗽并在手术台上躁动。Barwise博士叫来了护士，让他们帮忙按住患者。最后，历经30余分钟，患者入睡，而我们均已筋疲力尽。

假设你到了一家医院，那里唯一的麻醉剂是乙醚，给药方式如上所述。现场有芬太尼和哌替啶，还有麻黄碱、肾上腺素、阿托品、琥珀胆碱等急救药物，但没有氯胺酮、异丙酚、硫喷妥钠等静脉诱导药物。

*对于如何实现比上面描述得更平稳、更快的麻醉诱导，你有什么建议吗？*

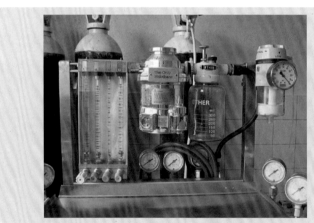

麻醉机上的乙醚瓶。

图5.1

## ❓ 解答

在颇不平稳的乙醚面罩诱导后，我被告知了正确的做法。在开始面罩诱导之前，需要开放静脉输液（intravenous infusion，IV）。通过静脉通路，需至少在诱导前10分钟给予阿托品0.6 mg，这将避免患者在乙醚诱导时分泌过量唾液。而

在麻醉诱导前5分钟，给予哌替啶1~1.5 mg/kg，可减缓患者呼吸，并减轻患者上呼吸道对乙醚刺激性气味/味道的反射。

当药物起效后，开始持续预充5分钟100%氧气。如果有笑气，则可以使用70%的笑气和30%氧气的混合气体。值得注意的是，著名的Hamilton Bailey在1962年编写的*Pye's Surgical Handicraft*第二卷中，建议在开始吸入诱导时使用100%笑气。但我不建议这样做。

通过将玻意耳瓶的控制杆从"关"位缓慢上移到"开"位，慢慢添加乙醚。最初，活塞应完全抬起（可以在图5.1中看到一个玻意耳瓶的样貌）。若控制杆向上提起过快，可能会因过度刺激引起喉痉挛。初学者在增加乙醚浓度时，遇到的问题最多。由于喉头和咬肌痉挛，可能会发绀。若患者开始发绀伴牙关紧闭、呼吸困难，就必须关掉乙醚和笑气，增加吸氧浓度。待患者肤色好转后，即可逐步恢复吸入诱导。慢慢来，最终会成功。一旦患者下颌放松，就可以置入气道设备。此时，为进一步增加乙醚浓度，应该将操纵杆置于"开"位，这样可以降低活塞。记住，乙醚非常安全。患者应该在15~20分钟入睡，最终结果是患者的心率和血压稳定，缓慢深呼吸。记住，乙醚血/气分配系数很高（起效慢，消除慢），你要在手术结束前15~20分钟停用。

📋 **建议**

乙醚非常安全，但为防止患者过度兴奋/暴力反应，你要知道如何使用。若吸入诱导太快，患者可能会伤害自己和（或）手术室工作人员，包括麻醉医师。因此要有耐心。

💬 **译者评注**

乙醚燃点很低，遇火易燃，所以使用时一定要远离火源。乙醚麻醉过程中必须保证患者的充分通气和氧合，还要保持室内通风良好，降低操作者乙醚吸入量。使用呼吸机控制通气时，调整气道压力和呼气末正压，并确保呼气末二氧化碳的适当清除。同时，应密切监测患者的血氧饱和度和呼吸频率，防止低血氧和通气不足的发生。

使用可靠的麻醉设备和监测仪器是确保乙醚麻醉平稳的关键，这包括呼吸机、监测血氧饱和度、心电图、血压监测仪等。需确保设备的正常运行和准确的数据显示，并随时监测患者的生命体征。

参考文献

# 病例6 没有监护仪，你如何转运危重患者？

徐立 译　俞立奇　刘岗　尹晴 校

在乍得，一名27岁的男子在一起拖拉机事故中受重伤。经过4小时车程，他被送进急诊室（emergency room，ER）。患者多处长骨骨折，急需送往手术室。作为麻醉医师，你被叫到急诊室参与抢救，为患者置入了两个大口径静脉输液管、一根中心静脉导管和一根动脉导管，同时配血。约30分钟后，患者稳定下来，你认为此时已完成准备工作，可以运送至手术室了，然而，手术室在450英尺（译者注：约137 m）外的另一栋建筑里。雪上加霜的是，没有可用的生命体征转运监护仪。当离开急诊室时，患者的生命体征是心率100次/分、血压100/70 mmHg、血氧饱和度100%。患者已插管和镇静，你使用Jackson-Rees回路（一种改进的Mapleson E回路，亦称为Mapleson F回路）给患者实施纯氧机械通气。你一只手握住气管导管，另一只手给肺通气。因此，你无法腾出手来感受患者的脉搏压力。你是患者身边唯一有医学资质的人，此外还有两个护工，一前一后负责引导和推送轮床。

*没有生命体征监护仪，无法监测心电图、有创动脉血压和血氧饱和度，你该如何监测患者心脏是否仍在跳动呢？*

## ❓ 解答

在20号动脉管近端，放置一个小气泡（0.5~1 mL），如此一来，你就能看到气泡随每次心跳而移动。

## 👥 讨论

我曾多次非常成功地使用该技术，虽然它只是一个小气泡，但最好不要在有气泡时冲刷动脉管道。

此外，每隔2~3分钟检查一次患者的颞浅动脉脉搏是否良好。如果你感觉到了脉搏，那么就可知道患者收缩压至少有60 mmHg[1]。

## 📋 建议

无监护仪时，动脉导管中的一个气泡无异于"救命稻草"。

**译者评注**

在某些情况下，如果没有标准脉搏监测设备，可以使用一些非常规的方法来大致检测患者的脉搏。

1.手动测量脉搏：通过直接触摸患者的动脉感觉脉搏的跳动。常见的动脉包括颈动脉、股动脉、桡动脉和足背动脉，当能触摸到这些动脉脉搏时，通常表示收缩压≥60 mmHg。使用触摸计数脉搏，可估算出每分钟的脉搏数。

2.视觉观察：观察患者身体的部位或区域，可以观察到脉搏的迹象。例如，可以观察到患者的颈部、太阳穴、手腕或脚踝处的动脉区域的跳动。通过观察跳动的频率或强度变化，可以获取大致的脉搏信息。

## 病例7 严重脱水又无法静脉输液

徐立 译 俞立奇 刘岗 尹晴 校

经历了7个多小时的长途汽车跋涉后，一名2岁的儿童因呕吐严重脱水，被送进了莫桑比克农村的一家小型急救医院。母亲认为患儿误食了毒蘑菇，患儿昏昏欲睡，四肢厥冷，严重脱水。你要求对患儿实施静脉输液，但被告知医院目前无法静脉输液。患儿拒绝口服液体和鼻胃管补液，且因其昏昏欲睡，很可能无法保护其呼吸道，故此两种治疗方案都不安全。

*在如此情况下，你会选择何种方式对急需补液的患儿进行补液？*

### ❓ 解答

让母亲舒适地抱着患儿，在患儿的直肠内放置一根小管。若患儿不愿意，就说是在给他量体温。通过该小管，可以借助重力势能，输注自来水或任何其他可接受的液体。

使用的直肠管可以是粗橡胶吸引管、鼻胃管等。

### 👥 讨论

这项技术堪称救命稻草。我曾多次见它被成功使用。记住，由于直肠吸收水分没有障碍，必须注意不要过量补液。

### 📋 建议

记住，如果无法静脉输液或使用鼻胃管，将液体注入直肠也是一种可行的救治方法。

### 💬 译者评注

以下是一些可能的补液替代方法。

1.皮下注射：可通过皮下注射液体（皮下输液）来补液，通常使用生理盐水或葡萄糖盐水。虽然吸收速度相对较慢，但它可以是一种简便的方式。

2.骨髓空腔注射：一些特殊情况下，可能会考虑通过骨髓空腔注射补液，但通常需要专业医疗团队操作。

3.黏膜下注射或肌内注射：某些情况下，可考虑通过黏膜下注射或肌内注射的方式补液，但这通常不是首选。

# 病例8 打破思维定式

参考文献

徐立 译　俞立奇　刘岗　尹晴 校

你奉派前往乌干达农村，参与一项医疗任务，和你一起共事的是一位面部整形外科医师。你是唯一负责使用和维护麻醉设备的专业医师。当天的第一位患者是一名彪形大汉（180 kg），需要修复面部畸形。他的颈围＞40 cm，你更倾向于实施清醒下纤维支气管镜下气管插管，但是患者较为害怕，希望在非清醒状态下气管插管。除此之外，由于语言障碍，只能依靠翻译与患者沟通。

你突然意识到，可能需要一个弹性塑料探条备用，但令人沮丧的是，并未找到可用的探条，只能寻找任何现成可用的材料试着制作探条。18号鼻胃管太软，而你的吸引管又太短。为使鼻胃管变硬，你将其置于冰内，但效果持续时间不久，也许就20～30秒。

*你能使用什么方法使鼻胃管变硬，从而将其用作探条呢？*

## ? 解答

经过一些巧妙改进后，鼻胃管可作为弹性探条的替代品[1]（图8.1）。改进方式包括将回形针的一端置入鼻胃管的远端开口，经过小的排气孔，向近端推进。为最大限度地减少回形针造成意外损伤的风险，需将回形针的远端推入排气孔的远端盲袋中（译者注：译者认为称其为鼻胃管的远端盲端更确切，排气孔是鼻胃管中一部分，本身并无附属成分，其次如果远端是膨大的，倒可以算是个"袋子"，可现在不是膨大，所以叫盲端更合适）。然后，剪短鼻胃管的另一端，使剩余的带有回形针的鼻胃管长60 cm。随后，将含有回形针的鼻胃管末端能弯曲到所需的曲度，再将整个鼻胃管放在一个装满冰的盆里。在1分钟内，改装过的鼻胃管变得坚硬，即可用作探条。

## 讨论

此探条解决方案仅用于帮助资源匮乏环境中的麻醉医师。唯有亲历第三世界国家的工作现场，才能真正理解这些地方的同行日复一日所面临的巨大困难和无助[2]。

一个18号（18 Fr）的鼻胃管适用于≥8.0 mm的气管导管，而14号的鼻胃管可用于6～7 mm的气管导管。相比于弹力塑料探条，鼻胃管还有一个额外的优势，它们还可以成为供氧的喷嘴。通过将14号静脉导管（由佛罗里达州坦帕市的Criticon IV公司标准生产）插入鼻胃管近端，并将其连接到经导管喷射通气系统，就有了供氧喷嘴的功能。使用18号鼻胃管时，为确保足够的密封，导管至少要插到颈部。此外，将适配器与供氧系统相连，鼻胃管还可为自主呼吸患者供氧，其中，18号鼻胃管需与3 mm气管导管适配器相连，而14号鼻胃管需与2.5 mm气管导管适配器相连。当适配器插入鼻胃管近端时，鼻胃管便可连接到传统的麻醉回路，从而为患者输送氧气。

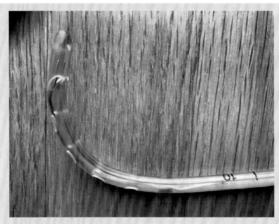

通过鼻胃管远端开口将回形针插入并向近端推进，在推进过程中会经过小排气孔。

图8.1

（经Manos等允许复制[1]）

### 建议

当预计气管插管困难，且没有其他辅助装置来确保气道可控时，这种替代探条的方法可能尤为实用。鼻胃管的另一个优点是，它可以用于供氧。

### 译者评注

弹性探条（bougie）引导插管法即在声门暴露欠佳时，先将弹性橡胶导引管沿会厌下放入气管内，然后沿弹性橡胶导引管将气管导管插入气管内。由于弹性橡胶导引管有一定的柔软度和弹性，在气管内移动经过气管环时有明显的停顿感，操作者容易确定其是否进入气管内。该方法简单实用成功率高，是目前临床上解决困难气管插管的有效方法之一。

# 病例9 严肃？也严重！

参考文献

刘炽艺 译 聂偲 刘岗 尹晴校

尼日利亚北部一家中型医院，你是新任的麻醉主治医师，职责是带教医师和护士如何安全麻醉，因此你的日常被分为授课和手术室（OR）内一对一的教学。你所有的教学都很愉快，但约2周后，你注意到一位36岁的男医师Sam，虽然他看起来很能干，但似乎对你要教他的东西并不是特别感兴趣。你还注意到，尽管手术室里很暖和，但他总是穿着长袖工作服。

一台肠梗阻的二次腹部手术已经进行了4小时，还没有结束迹象。培训生Sam在这期间至少去过3次洗手间，现在他又想去了。你询问其是否有所不适，他答复说没事，只是想去洗手间。当Sam去洗手间过程中，一名值班同事来手术室和你交接班。交接时，你戏谑Sam可能是"小膀胱"。接班同事同样认为如此。你们没有多聊，你便离开了这间手术室，当你走到走廊时，一位护士冲向你，喊着说有人昏倒在男厕所门口。你冲向现场，发现Sam瘫倒在了地板上。他面色发绀，没有呼吸。在用力托起下颌开放气道后，Sam开始缓慢呼吸，生命体征正常，但仍处于昏迷状态。在招其手臂时，他会有躲避动作。你很担心，并呼叫更多人帮助。在护士的协助下，你迅速建立了静脉通路，输注了乳酸林格液。考虑到Sam可能低血糖，你给他注射了一安瓿50%的葡萄糖液，但未改善他的意识水平。

*现在你要做什么？*

## ? 解答

首先要观察瞳孔，该病例的瞳孔表现为"针尖样"。该病例是我亲历的，但不是在尼日利亚，而是在美国（译者注：该病例实际上发生在美国，但我们假设其发生在尼日利亚，是为了提供一个情境，让我们更好地理解和讨论这个病例。这种方法常常被用于医学教育和训练中，以帮助学生和医师更好地理解和处理各种可能的医疗情况）。随后，将患者推到急诊室做毒理检查，麻醉性镇痛药检测阳性。

## 讨论

美国麻醉医师协会（American Society of Anesthesiologists）对药物成瘾的定义：

不顾不良后果而滥用药物的强烈冲动。它是一种慢性、渐进性疾病，会导致个体失去对生活的掌控。若不加以识别和规范治疗，成瘾终将导致残疾，并往往以死亡告终。虽常发生躯体依赖，但并非所有药物的成瘾都伴躯体依赖。

尽管医师群体滥用药物的确切比例尚不清楚，但保守估计8%~12%的医师会在职业生涯的某个阶段滥用药物[1]。已证明滥用药物是医疗事故和疏忽诉讼的主要风险因素[2]，所造成的身心疾病也会影响医师家庭[3]。这还没有包括考虑药物滥用对患者和整个医疗行业的伤害。事实上，滥用药物的医师往往不为人知，多年后才得以干预，而那时可能为时已晚[4]。据报告，若不加以治疗，滥用药物医师的死亡率高达17%[5]。有学者认为麻醉医师滥用药物的风险特别大[6]，但这一直受到争议。

在美国，我知道5名麻醉医师死于自己过量使用丙泊酚和（或）硫喷妥钠，3人值班时死于医院，2人死于家中。这5人生前，已知2人曾给自己滥用麻醉药物，但这2人仍被允许从事麻醉工作。另有6名麻醉医师（包括我遇到的那个Sam病例）过量用药后在生死边缘被发现，送往治疗中心。这6人中，当时3人是住院医师，后来都成功完成了住院医师培训。我已经与这6人失去联系，但知道其中1人在私人执业期间复发了1次，但现在恢复良好，另1人则改行了。

南非工作时，我遇到了几位滥用麻醉性镇痛药的麻醉医师。他们的行为十分可疑，一旦有所怀疑，便会对他们行毒理检查，结果每次都是阳性，最后他们均被解雇。然而，我至今记得有一位麻醉医师，他行为古怪（例如，给患者接上呼吸机，然后离开手术室去喝茶，当被问及他在做什么时，他耸耸肩，继续喝茶），但令人惊讶的是，他的毒理检测结果阴性。我只能送他去看神经科医师，不幸的是，3个月后，他死于脑瘤。

美国麻醉学医师协会出版过两本出色的小册子，标题是：《麻醉科的化学药品依赖指南》（*Chemical Dependence Guidelines for Departments of Anesthesiology*）和《麻醉学中的化学药品依赖》（*Chemical Dependence in Anesthesiology*）。

### 📋 推荐

在这本名为《麻醉学中的化学药品依赖》的小册子里，列出了当你试图识别一个潜在的药物滥用医师时要注意的事项。其中包括：

1.麻醉记录越来越潦草甚至难以阅读，但如果有电子病历，这点便毫无用处。

2.喜欢单独工作，但在人员不足时，这又是正常的。

3.行为异常，如先抑郁后兴奋的情绪波动。

4.手术间隙很难找到他/她，因为他/她会小憩片刻。

5.经常要求去洗手间。

6.穿长袖、长袍来遮盖针眼。

7.他们经常表示自己很冷，所以要穿长袖外套。

8."针尖样"的瞳孔。

9.由药物滥用者实施麻醉时，患者可能会抱怨疼痛，这种疼痛程度所反映的麻醉用药量与麻醉记录单上的麻醉用药量不成比例。

### 译者评注

　　使用阿片类药物会导致恶心、瘙痒、呼吸抑制等不良反应，一般规律服用2周后，人体就会耐受，但对瞳孔缩小和肠蠕动减慢（便秘）不良反应的耐受往往不会发生，或较长时间后才会发生，故观察瞳孔可协助判断是否阿片类药物过量。

## 病例10 实际情况，一定要确认

参考文献

刘炽艺 译 聂偲 刘岗 尹晴 校

1996年，我在亚洲的一家大医院工作了一段时间。对于手术室和ICU都有管道氧气，院方引以为傲。然而，麻醉机和其他设备充其量只配置了基本功能，一次性用品经过高压灭菌后重复使用司空见惯。我心中萌生一探管道氧气源的念头。然而，院长显然不以为意，不乐于引我前去参观，并告知我这没啥意义。

*该情况下，你何去何从？你能接受这个假设，认为这对你来说没什么意义吗？*

### ？ 解答

资源匮乏时，对于管道氧气，一定要实地考察氧气源，你可能会大吃一惊。

### 讨论

以下是我在上述医院工作时的经历。第一天夜晚，我从医院房间里溜出，寻找管道氧气源。热带之夜漆黑如墨，所幸我携带了手电筒，几经周折才得以找到氧气源。令我惊讶的是，氧气源位于一个6米见方的小棚内。那里无制氧设备，两个大氧气罐连接在医院的管道上，但只有其中一个处于打开状态。一个男人坐在里面的凳子上，专注地观察着正被使用的氧气罐的压力表，当其为零时，他便迅速起身，通过一个三通阀切换至另一个氧气罐进行供氧。同时，之前用空的氧气罐会被替换。操作结束后，他便坐回原位，继续监测压力表。

资源匮乏时，医院用氧依靠氧气罐和（或）氧浓缩器[1-2]。是否使用氧气罐依赖于道路状况、有无相对较近的氧气工厂、工厂能否满足医院的用氧需要，以及是否有支付氧气费用的经济能力。数据显示，75%的发展中国家的医院无自己的氧气供应系统，只能依靠氧浓缩器[3]。对于有幸拥有自己氧气供应系统的医院，可预见氧供中断如家常便饭般频繁。世界卫生组织一项研究表明[4]，如电力相对稳定，应首选氧浓缩器，而不是氧气罐，这可减少约60%的用氧成本[5]。

### 建议

在资源匮乏的环境中工作时，要始终关注以下几点：

1. 确定管道氧气源。

2. 在麻醉机上备两个充满的氧气瓶，如果所谓的管道氧气源像这家医院一样，就更加有必要，否则就只能祈祷负责医院持续供应氧气的人不要在工作时睡着。

### 译者评注

氧气罐储氧有限，需定期更换或充装，不适用于长时间使用，对于需要长时间依赖氧疗的患者，氧气罐可能需要频繁更换，不够方便。而管道供氧系统，可以实现连续、稳定的氧气供应，但建立和维护管道供氧系统的成本相对较高，且不适用于移动患者。

## 病例11　无法挽救？

参考文献

刘炽艺　译　聂偲　刘岗　尹晴　校

你是南非祖鲁兰北部一所村舍/健康使命医院唯一的麻醉医师。此时已深夜，一名35岁男性患者被送进了急诊室，他颈部被木刀刺伤（刀柄露出，木刃则插入体内，消失在锁骨下，指向心脏），但生命体征稳定，清醒合作。此外，患者既往体健，无手术史，也无药物过敏史。外科医师计划在全身麻醉下取出木刀。在给患者交叉配血，并开放了两个大的外周静脉通路后，患者被送进了手术室。在备好四个单位的血液后，患者接受了快速序贯麻醉诱导。患者对麻醉诱导耐受良好，生命体征平稳。外科医师清洁了患者的颈部，然后拔出木刀。突然，患者心动过速伴血压急剧下降，颈部伤口大量出血。外科医师立刻切开了胸骨，发现了一个令所有人都沮丧的情况，即在无名动脉和左颈总动脉间的主动脉弓上有一个直径0.5~1 cm的破孔。根据所受的培训，理应为患者建立体外循环，但此处没有体外循环机。

*为挽救该患者的生命，你认为外科医师能做些什么？*

### ？ 解答

该病例来源于我的一个麻醉医师朋友Michael Grant，他后来离开南非去了香港工作[1]。病例中的外科医师钳夹了主动脉弓破孔的近端，但未完全钳闭，仍允许血液流经无名动脉（图11.1）。随后，他开始对孔洞进行修补，同时告诉Michael Grant观察患者瞳孔是否扩大。一旦瞳孔开始扩大，Michael Grant便需提醒外科医师将夹子松开数秒。该过程反复了几次，直到破孔被修复。在此类情况下，可见瞳孔扩大的价值十分之大。我曾见过术中大量出血时瞳孔急剧扩大，待适当复苏后瞳孔又恢复到正常大小的情况。若患者的血压能耐受，可使用巴比妥类药麻醉。

我见到该患者时，他正在ICU术后机械通气。到了午餐时间，很明显，他不耐导管了，于是我拔掉了气管导管。拔管后，他要求吃东西和继续喝酒。我只让他吃了东西，当然他也顺利康复了。

### 👥 讨论

这个病例中，主刀外科医师是来自南非纳塔尔省恩潘盖尼（Empangeni）的Rex Henderson先生，他是我有幸共事过的最出色的外科医师之一，几乎无所不能。我至今记忆犹新，有一次，在他刚刚成功修复了一例严重的眼部损伤后，我们被召唤至一个事故现场，一个男人被压在了拖拉机之下，腿部受压严重，其他部位软组织也受到重度损伤，失血过多。Rex教我如何给头朝下的患者行锁骨下静脉置管。救护人员耗费40分钟才将人从拖拉机下救出。患者一到医院，便直接被送入了手术室，Rex妙手回春，修复了受伤的腘动脉，保住了患者的腿。当日深夜，我们又给另一个从火车上掉下来的1岁半患儿做了臀腿部的手术。Rex甚至比我更了解儿科麻醉。

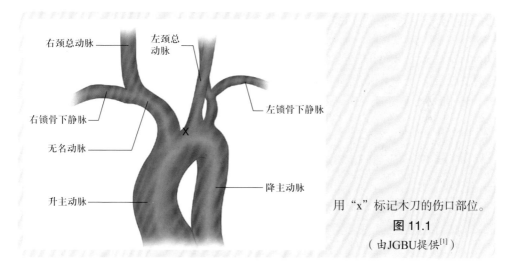

右颈总动脉　左颈总动脉

右锁骨下静脉　左锁骨下静脉

无名动脉　x

升主动脉　降主动脉

用 "x" 标记木刀的伤口部位。

图 11.1

（由JGBU提供[1]）

📋 **建议**

非常之期需非常之策。

💬 **译者评注**

　　修补大血管，常需要分流破损大血管处的血液，这可能导致分流血管中血流较缓慢，增加血栓形成风险，可能需要抗凝。分流时，确保充分的血流通畅，以防缺血引起的问题，可能需要在分流血管中使用适当的支架或其他设备，但急诊手术可能难以做到。分流术还可能会对器官供血产生影响，需要及时发现并处理所有异常，还可以使用控制性降压来减少出血和利于修补，也要注意供血不足的情况。

# 病例12 无血库，怎么办？

参考文献

刘炽艺 译 聂偲 刘岗 尹晴 校

若无血库，怎么办？下面的故事讲述了一种卓越的非常之策。

澳大利亚悉尼，在世界麻醉医师大会的全体会议上，我的挚友，来自澳大利亚方济会的John修士，向在场听众讲述乡村麻醉和创伤的议题。当时，他是婆罗洲一个大型乡村地区唯一的医师。他开玩笑地告诉我们，他是医院的"独臂大盗（One-Armed Bandit）"（既是外科医师又是麻醉医师）（译者注：One-Armed Bandit是赌场老虎机的绰号，因为它即使只有一个拉杆，就像只有一只手臂，可以单独完成任务，即会把你的钱拿走）。

演讲结束时，有人问他："若患者亟须输血，但这里却没有血库，你会怎么办？"

*你猜他会怎么回答？*

## ? 解答

John修士说："这很简单，我就是血库，因为我是O型Rh阴性血。"

全场鸦雀无声，静谧到甚至能听到针落地的声音。我们都敬畏地看着他。

## 讨论

资源匮乏时，几乎无输血服务[1]。地区医院必须依赖资源有限的当地血库[2]。作为医师，需确认最近的血库位置，并了解若无抗体问题，需多长时间才能获得所需血液。紧急情况时应建立自己的（应急）血库。你应该知道，资源匮乏地区的血库至少会筛查ABO血型、艾滋病毒、乙型肝炎、丙型肝炎和梅毒。紧急情况下，血库的其他问题往往还包括储存能力和电力有限。许多这样的小型血库都有预先筛选过的潜在献血者名单。若无血库，则可使用新鲜全血。即使家人献血，患者也有从未经筛查的家庭成员那里感染输血传播疾病的风险。任何手术前，都应考虑预先治疗已有的重度贫血。世界卫生组织的手册里描述了如何建立血库[3]。

此外，建议开展自愿的无偿献血活动。事实证明，相比有偿献血者，无偿献血者的血液更安全。

### 建议

资源匮乏时，输血服务常难以寻觅。若患者亟须输血，请记住，你也可以成为一位爱心献血者。

### 译者评注

资源匮乏时，输血服务需要有一些替代性的方法和应对策略，以下是一些建议：

1.使用替代性治疗方法：可能包括药物治疗、输液和其他支持性治疗，来促进自体红细胞生成和维持循环稳定。

2.节约用血：这可能包括使用血液稀释、适当的手术技术和手术控制出血，以及合理输血。

3.提高供应链的效率：优化血液供应链管理，确保输血服务的可及性，包括改进血液采集、保存和运输的流程，来减少资源浪费。

4.采用新技术：考虑使用新的输血技术和方法，如自体输血、超过滤技术等，来最大限度地减少对外部供应的依赖，但往往在资源匮乏地区不易实现。

5.培训医疗人员：提供专业培训，以提高医疗人员对血液管理和输血策略的认识。这有助于更好地优化血液资源的使用。

6.建立本地的血液库存：在可能的情况下，建立本地的血液库存，以便及时满足急需。这需要与社区、医院和相关机构进行合作。

7.开展公共宣教活动：宣传献血的重要性，并鼓励公众积极参与，以增加血液库存。

# 病例13 问题可能是什么？

刘炽艺 译 聂偲 刘岗 尹晴 校

身为南非德班一所大学附属医院的麻醉医师，科主任派你去纳塔尔北部一家小型健康使命医院，调查当地的气管内插管困难病例为何会突然增加。

抵达的第一天早晨，你旁观一位麻醉医师给一名择期剖宫产产妇实施全身麻醉。他使用依托咪酯和琥珀胆碱快速序贯诱导，随后用左手将Macintosh 3号镜片插入口腔和喉部。但是，接下来的情况完全不同于你以往所见：这位麻醉医师不是将气管导管放于喉镜片的右侧置入气管，而是将其右手放在左手之上，并成功地通过右手将气管导管放在喉镜片的左侧插进了气管。这一幕令你十分惊讶，但仔细检查过喉镜片后，你便明白了他为什么要用这种非常规方式气管插管。

*没有看到喉镜片时，你觉得会是什么原因？*

## ？解答

麻醉医师使用的是适用于左利手麻醉医师的左利手喉镜片（图13.1、图13.2）。

## 讨论

这个故事是我的一个朋友Mannie Mankowitz医师经历的。那是在20世纪70年代，他总是乐此不疲地讲述这个故事。有意思的是，这是医院里唯一的喉镜，

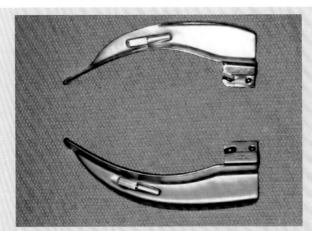

下方的喉镜片是左利手喉镜片（侧视图）。

图 13.1

（由JGBU提供）

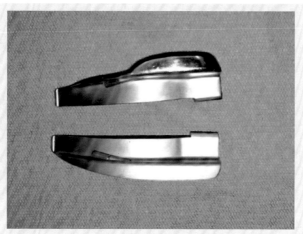

下方的喉镜片是左利手喉镜片。

**图 13.2**

（由JGBU提供）

它是由一位左利手麻醉医师使用的，他目前已经离开，去往别处工作，这把左利手喉镜留了下来。

📋 **建议**

注意有左利手喉镜。

💬 **译者评注**

右利手使用左利手喉镜可能需要一些适应时间，要有耐心和多练习。由于需从喉镜左侧置管，须确保左手可以调整喉镜的角度，来获得清晰的视野。插管时，左手的协调动作非常重要。须练习如何用左手操作喉镜，同时确保舌体和口腔内其他结构的合适曝光。

## 病例14 生活在赤道上

参考文献

刘炽艺 译　聂偲　刘岗　尹晴 校

正值中午，你刚刚抵达加蓬的一所健康使命医院。炎炎烈日下，气温飙升至38℃（100℉）。这家医院曾是军事基地，现由兵营改建成救死扶伤的场所。你拾级而上，准备进入其中一个营房，这里设有两间手术室。当你走上楼，注意到门外有两个敞开的5加仑（约19 L）大塑料桶，里面盛满了Sodasorb®吸收剂（WR Grace & Co. Conn. USA）。满桶的白色颗粒，直接暴晒在烈日下。进入营房，你遇到一名麻醉护士，她告诉你两个手术室的二氧化碳监测仪都出了故障，但其他的监护仪工作正常。你看到麻醉机，确认麻醉护士所言非虚。麻醉机可以选择使用钠钙二氧化碳吸收剂。护士透露外面台阶上的Sodasorb®吸收剂是两天前送到的。为确认桶里装的是吸收剂，一送来她便打开了。不凑巧的是，她一直没有时间把它们拿进手术室，但由于手术室里的Sodasorb®吸收剂目前已使用完，而麻醉机上二氧化碳吸收罐里的Sodasorb®吸收剂也已经被使用过，所以现在她要将台阶上的拿进去。

护士告诉你，有个急诊手术，需尽快完成。

*面对这样的情况，对麻醉时使用你在台阶上看到的Sodasorb®吸收剂，你担心吗？*

### ? 解答

应该保持警惕，Sodasorb®吸收剂中的乙基紫指示剂暴露于强光下（无论是荧光灯还是阳光）会降解和失效[1]。由于没有二氧化碳监测仪，所以不该使用在太阳下暴晒了不明时长的Sodasorb®吸收剂，而应该使用Mapleson A呼吸回路（见病例1）或ADE回路[2-3]或Bain（Mapleson D）回路（见病例71），这些回路可利用新鲜气流将呼出气体冲洗出麻醉回路，呼出的二氧化碳很少会重复吸入。

### 讨论

切勿使用暴露在强光下的Sodasorb®吸收剂[1]，特别是在没有有效的二氧化碳监测仪时，因为Sodasorb®吸收剂中的乙基紫指示剂会见光失活。当吸收剂的pH因吸收二氧化碳而降低时，碱石灰或Baralyme（译者注：Baralyme是80%氢氧化钙和20%氢氧化钡组成的二氧化碳吸收剂）会从无色变为紫色。

用于Sodasorb®吸收剂的乙基紫，是一种特别有效的指示剂，在Sodasorb®

吸收剂的pH低于10.3后变色。当强碱性氢氧化钠（NaOH）变成弱碱性氢氧化钙时，罐内pH下降，乙基紫颜色也相应改变。即使光线不佳，颜色变化也足够醒目。

还要注意的是，使用时，当强光照射在二氧化碳吸收罐上，会使靠近塑料外壳的外层钠石灰变白，使其临床指示用途失效，导致看到的吸附剂外观是白色的，误以为其仍然好用，但实际上它已经失去了吸附二氧化碳的功能。

和所有其他钠石灰吸收剂一样，Sodasorb®吸收剂应存放在清洁、干燥的环境中，避光收纳。为防止水分流失，钠石灰应密封包装，保质期通常为2年，但还是要以说明书为准，例如当说明书用了一种使用者不懂的语言书写时，实际上很难确定其是否失效。

钠石灰包装一旦打开，需要及时仔细地重新密封，否则钠石灰很容易失去水分。钠石灰不应接触其他化学物质、酸性物质或水。在钠石灰中加水只会妨碍其有效使用。

冷冻时，钠石灰中的水分会膨胀，导致一些颗粒破碎，从而产生大量粉尘。因此，寒冷条件下，应仔细检查反复冻/融的包装上是否有粉尘，如有疑问应丢弃。

### 📋 建议

请注意，Sodasorb®吸收剂中的乙基紫指示剂在强烈的阳光或荧光灯照射下会失活。

### 💬 译者评注

钠石灰的存放要求：

1.干燥：钠石灰对湿气非常敏感，容易吸湿生成氢氧化钙，因此应该存放在干燥的环境中。湿气会导致其性质变化，降低其效用。

2.避光：钠石灰应该远离阳光直射，因为阳光中的紫外线可能导致其乙基紫指示剂失活。应存放在避光的地方，使用不透光的容器或包装材料，以减少紫外线的影响。

3.避免与其他物质接触：钠石灰不应与酸性物质、有机物、金属粉末等接触，以免发生反应。应将其存放在与其他化学品分开的区域，避免混合储存。

4.避免温度过高：避免将钠石灰存放在温度过高的环境中，以防其分解或发生其他化学反应。

参考文献

## 病例15 警告

刘美玉 译　惠夏　刘岗　尹晴 校

你在津巴布韦北部工作，那里的雨季即将结束。

一名健康的4岁男孩因腹股沟疝而需进行麻醉。麻醉机与病例4中的类似。那里没有中心供氧，而是用一个大型的H型氧气瓶供氧（见病例2）。你正在使用Mapleson F（Jackson-Rees）系统为患儿供气（图15.1）。通过透明管道，麻醉机将新鲜气流输送给患儿。突然，你观察到H型氧气瓶里流出铁锈色的液体，充满了麻醉机的流量计。就在铁锈色液体要进入输送新鲜气流的透明胶管之前，你及时发现，迅速断开了连接到麻醉机新鲜气体出口（fresh gas outlet，FGO）端的透明胶管。为保持孩子的氧供，在找到新的麻醉设备和氧气瓶之前，你通过气管导管用嘴给其通气。

造成该问题的原因可能是什么？你将怎样设法防止该情况再次发生？

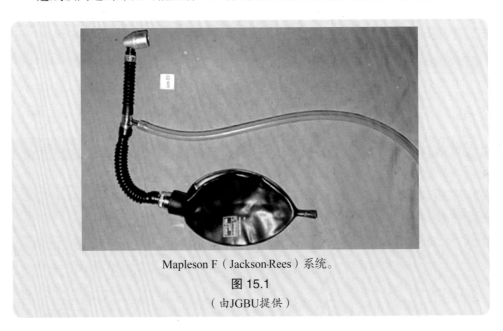

Mapleson F（Jackson-Rees）系统。

图 15.1

（由JGBU提供）

### ? 解答

造成该问题的原因在于没有保护帽的氧气瓶一直随意露天平放，且阀口朝上[1]。因此，雨水积聚在阀口处，最终锈蚀了阀口，而在使用前，未清除阀口积水，也未在接到流量计前擦干螺纹（图15.2）。

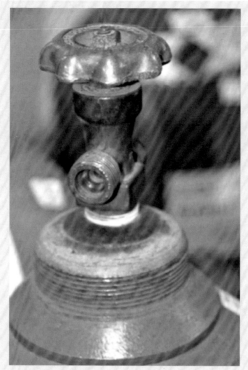

一个没有保护帽的氧气瓶。

图 15.2

（由JGBU提供）

## 讨论

　　在第三世界国家工作时，最好对氧气瓶的存放地点和储存方式进行检查。若室外存放氧气瓶，那便可能是水平放置，则必须确保阀口处没有液体或水分。这种情况下，准备一个吹风机会非常有用。理想的是，所有氧气瓶存放于室内，并在气瓶顶部加盖一个保护性金属盖。阀口处也应该用一个小塑料盖盖住。

　　值得注意的是，规章并未禁止水平储存氧气瓶，而只是要求无论如何摆放，都需要妥善固定[2]。若气瓶直立，为避免伤害到人或气瓶变成弹射物[2]（见病例2），则必须采取措施防止它们倒下。理想情况下，气瓶应该放置在通风良好、干燥、阴凉、防火的房间内，但绝不能放在手术室内[2]。

　　水阻器有可能防止液体进入麻醉机的流量计（译者注：水阻器是一种防止气体回流的装置。它通常位于设备和排气管道之间，通过存储一定量的水来形成一个隔离层，防止气体从排气管道反向流入设备。这种装置在各种涉及气体排放的

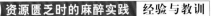

设备中都有应用，如洗手盆、尿斗等，但实际上水阻器可以双向隔离，此处应该是防止液体进入麻醉机的流量计），但正如Anand等[3]所指出的那样，该方法也并非绝对有效。

📋 **建议**

重要的是要意识到，在第三世界国家，氧气瓶通常露天存放。

💬 **译者评注**

　　事无巨细，预防为先。很多时候我们认为理所当然的事，在资源匮乏的地区都可能会发生。虽然我们大部分地区是中心供氧，但仍有很多地区是氧气瓶提供氧气。在应用氧气瓶供氧的时候，还是要仔细检查流量表、压力表及衔接头。另外，中心供氧也不能说明完全没有问题，提醒广大读者还是要检查麻醉机上氧气压力表的情况。我在援外期间就曾经遇到过中心供氧出现问题，致使气压驱动的麻醉机不能有效工作状况，对以吸入麻醉为主的地区更应注意此类问题。

## 病例16　警惕非重复吸入气流回路中的吸入式蒸发器

参考文献及
推荐阅读

刘美玉 译　惠夏　刘岗　尹晴 校

前往博茨瓦纳北部偏远村庄的医疗团队中，你是唯一的麻醉医师。今天有12名骨科患者需要手术，不幸的是，你的麻醉设备尚未送达。唯一可用的麻醉输送系统设备是Ohmeda Cyprane PAC（便携式全套麻醉设备），配备了吸入式异氟烷（回路内蒸发器）回路（图16.1）（译者注：回路内吸入式蒸发器，指那些在吸入过程中，通过患者的吸气动作将麻醉药物蒸发并混入呼吸气体中的蒸发器，该蒸发器常常在资源匮乏、电力不足或特殊环境下使用，因为它不依赖于复杂的电气设备）。

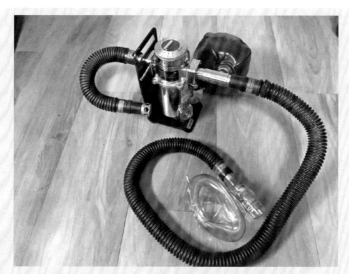

带有异氟烷吸入式回路的Ohmeda Cyprane PAC。

图 16.1

（由JGBU提供）

这家医院的麻醉护士是哥伦比亚人，她透露，几年前，一位海外麻醉医师向她推荐了该设备。无论是自主呼吸的患者，还是那些必须使用肌松剂的患者，她都成功应用过这个设备。在使用肌松剂的患者中，她使用了吸入式回路中的急救呼吸囊进行手动通气。据其所述，有人建议她使用Penlon呼吸机（其被保留下来，请参见"解答"部分的图16.3）给患者机械通气。然而，她尚未使用过，所以她非常希望你能向她展示如何使用Penlon呼吸机，但你对这种呼吸机也不太熟悉，于是询问她是否有关于Penlon呼吸机的信息。她递给你一份文档[1]，上面描述了吸入式蒸发器和Penlon呼吸机（后者如图16.2中的F所示）的使用方法。你阅读了文本并沉思着下面的图示。

蒸发器D配备了一个900 mL螺纹管（B），螺纹管的进气口（A）处设有除尘过滤器。通过进气口C输送氧气。患者吸气时，气体被吸入并通过蒸发器D。当使用的气体是氧气时，B在吸气间歇充当储氧囊。若是健康患者，气体可以不选择氧气。PAC蒸发器的E出口内置了一个单向阀，通过第二个螺纹管，该单向阀连接到T型接头F。这个T型接头的一端是通气口，可以连接急救呼吸囊或呼吸机。T型接头右侧出口的螺纹管，通向单向Ruben阀（G）和患者面罩（H）（或气管导管）。通过排气管（I），患者的呼出气输送到净化系统或排放到空气中。旁流适配器（J）用于分析呼气末二氧化碳和（或）其他气体。

你已经读完了所有内容，但仍然担心将PAC蒸发器和Penlon Oxford呼吸机组合起来可能无法达到预期效果。

*把两者组合在一起时，困扰你的是什么呢？*

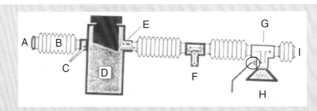

Ohmeda Cyprane 便携式全套麻醉设备的异氟烷吸入式回路（Ohmeda，Madison，WI）。（译者注：原文图片如此，考虑J可能在图中圆圈位置）。

图 16.2

（经Ali和Brock-Utne[2]许可转载）

**? 解答**

之前的一项研究[2]中，我们发现Penlon呼吸机未（通过蒸发器）向模拟肺输送麻醉气体。这是由于Penlon呼吸机仅由压缩气源驱动，因此仅能正压通气。由此，常压下Penlon呼吸机无法输送任何载气，也就无法从蒸发器中带走任何蒸发的麻醉气体（图16.3、图16.4）。

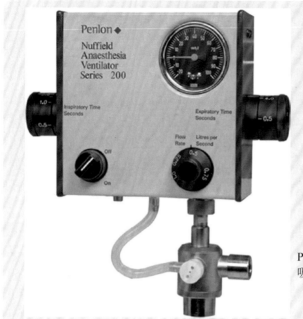

Penlon呼吸机，效优，但不应与
吸入式蒸发器一起使用。

图 16.3

（图片来自网络）

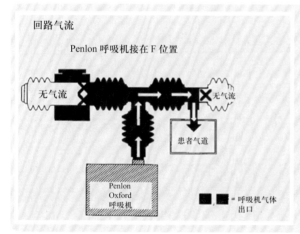

回路气流

Penlon 呼吸机接在 F 位置

无气流

无气流

患者气道

Penlon
Oxford
呼吸机

= 呼吸机气体
出口

Penlon呼吸机连接在F位置。该呼吸
机只能由正压气体驱动，因此在常
压下无法给蒸发器提供任何载气。
当这种呼吸机连接在A位置，又使用
正压通气时，通气产生了过高的气
道压力，并会超过蒸发器设定的气
体挥发浓度，形成危险。制造商不
推荐将呼吸机连接在通气口A。

图 16.4

（经Ali和Brock-Utne[2]许可转载）

## 讨论

当此类麻醉回路与抽吸式蒸发器一起用于控制通气时，为将载气送入蒸
发器来确保麻醉气体的输送，必须使用自充气袋或通气设备。之前的一篇文章[1]提
到，Penlon呼吸机可与吸入式蒸发器回路一起使用。很明显，若按照此文推荐使
用Penlon呼吸机（译者注：此文只推荐了两种设备的组合应用，而没有提示自充
气袋/通气设备的必要性），患者可能会术中感知。这是由于Penlon呼吸机使用压

缩气体驱动，所以在没有压缩气体的情况下其并不能启动，所以不适用。因此，在这种情况下，若患者需要肌松，则可能只能手动通气。

在实验室研究[2]中，我们还发现错误地将急救呼吸囊连接在位置A产生的挥发气体浓度会超出蒸发器设定值，从而造成危险。此外，若远端单向阀（G）卡住，会产生极高的气道压，这无疑是个严重的安全隐患。

20世纪90年代，我们怀揣对未知的好奇，探索通过C进气口，使用氧气限流管（oxygen economizer tube，OET）和不同氧流量时，能达到多大的吸入氧浓度（inspired oxygen concentrations，$FiO_2$）。John Redpath博士（一名加州帕洛阿尔托市的麻醉医师，曾在世界各地参加过许多"援助任务"）慷慨解囊，为这项研究提供了资金支持。他购买了氧气浓缩器，并支付了所有前往亚洲的旅行费用。和我同行的是一位出色的缅甸麻醉医师Hasmukhlal Vankawala博士，他现居住在德克萨斯州达拉斯市。我们的临床研究[3]表明，使用OET，氧流量从0到5 L/min时，C进气口处的$FiO_2$从20%增加到66%。3 L/min、4 L/min和5 L/min时的$FiO_2$差异有统计学意义（$P<0.05$），表明连接在抽吸式蒸发器上的OET有潜在优势（译者注：即轻度增加氧流量就可以较大增加$FiO_2$）。

### 📋 建议

面对从未使用或见过的麻醉输送系统时，你必须意识到使用这种设备时可能出现的优点、陷阱和问题。

### 💬 译者评注

学无止境，在麻醉设备应用等安全问题上，知其然更要知其所以然。现代麻醉机已经发展成熟，但不同品牌型号麻醉机仍然会有差别。目前，主流麻醉机有电控通气和气控通气两种，麻醉机的风箱也有上压形式和下压形式两种，而吸入麻醉药多是通过流量输送，掌握麻醉设备学上的基本原理和新型麻醉机的有效结合能为临床出现突发情况和不能解释的原因提供帮助。

# 病例17 险些悲剧

刘美玉 译 惠夏 刘岗 尹晴 校

身为一名麻醉医师，你正沐浴在南非德班南部海滩的阳光下，享受着印度洋畔的宁静时光。海滩之后，宁静的泻湖与大海仅一堤之隔。每逢潮涌，印度洋海水会从海滩一端的一个小口进入泻湖，那里岩石嶙峋。突然，一声惊恐的呼救声划破了宁静，你冲到岩石旁，看到一名6岁男孩困在水中，涌入的潮水已淹至他的腋下。他尖叫着说他无法把脚拔出。有两名男子正努力试图将孩子的脚解救出来，但无济于事。转瞬间，人群聚集，现场已有200多人围观。你自报家门，向两人介绍自己是麻醉医师，想提供帮助，并发现对方其中一位是骨科医师，另一位是心/胸外科医师。他们接受了你的帮助，因为再有10~15分钟，水就会涨过男孩的头顶，若是如此，他们便需要进行截肢来解救男孩。你跑向汽车，后备厢里有进行麻醉所需的所有药物和设备（包括一个抽吸式蒸发器）（见病例16）。你重返现场，此时水位已经涨到了男孩的锁骨。

*这种情况下，假设你拥有所有麻醉药物和技术，你建议使用哪种麻醉技术或药物？*

## ❓ 解答

这件事发生在1980年复活节假期的Southbroom海滩。现场骨科医师与心/胸外科医师Bruce Henderson博士［与Empangeni的Rex Henderson（见病例11）无关］和我陷入了这个困境。

我给孩子肌内注射了6 mg/kg氯胺酮。这为外科医师操作并试图把被困孩子的脚从岩石中移开提供了足够的止痛。为保护气道，我抬起孩子的头，轻轻托起下颌。孩子没有痛苦的表情，自主呼吸，我们成功把脚拔了出来。虽然严重擦伤，流血不止，但令人庆幸的是，孩子最后顺利康复。

## 📋 建议

1.在偏远地区生活时，务必随身携带足够的医疗设备，你永远无法预知何时会需要它们。这些偏远地区，往往距离医院很远。初抵南非后不久，我接到一个邻居晕倒的紧急求助。我带的是普通全科医师包，里面没有喉镜或气管导管、面罩，也无急救呼吸囊。我发现自己毫无准备。若我能够适当控制他的气道，就可能挽回他的生命，然而，事与愿违，这令我非常沮丧。不久后，我购置了一个Laerdal包（包内有喉镜、气管导管、静脉输液等）（Laerdal，Stavanger，Norway）。我总是把它放在汽车后备厢里，在随后17年内，其至少被使用了9～10次。我也有胸腔引流设备，但仅用过一次。这样，再遇到类似情况，便不会像一个"没有工具的木匠"那样措手不及。

2.本病例中，氯胺酮以其独特药效，"拯救了孩子的脚"。

### 💬 译者评注

　　氯胺酮对呼吸抑制轻，因其有镇痛和镇静的双重作用，在创伤患者中应用比较广泛，但其也有相关的如噩梦、唾液分泌物增加等不良反应，还需要我们要确保气道随时可控，尤其在临床上为减少其不良反应而辅助其他药品时，呼吸抑制的可能性还会增加。

## 病例18　需紧急气管切开，而你未做过

参考文献

刘美玉 译　惠夏　刘岗　尹晴 校

深夜，摩洛哥的一家中大型医院，作为医院里唯一的麻醉值班医师，你接到急诊室呼叫。那里有位52岁的女性患者，因不明原因出现过敏性休克，颈部和脸部重度肿胀。虽已给了她几剂肾上腺素，但患者仍无反应，呼吸浅促费力。通过非重复呼吸面罩，她以15 L/min的流量吸氧，氧饱和度仅为86%，且呈下降趋势。听诊胸部时，几乎听不到空气进入肺部的呼吸音。你迅速拿了一个简易呼吸囊，用纯氧辅助通气，但仍未改善。你试图用Mac 3号喉镜片气管插管，却什么也看不见。你觉得使用琥珀胆碱也无济于事，因为患者现在已经松弛并完全无反应。使用大号口咽通气管，行双人合作面罩通气也未成功。你需要的喉罩还没到。患者颈部肿胀十分厉害，迫使你放弃了切开环甲膜。你要求护士拿来一个气管切开套装。虽然已经联系耳鼻喉科专家，但他在30分钟后才能到达。目前，患者的氧饱和度降到了76%，脉率和血压也急剧下降。尽管你多次见过气管切开术，但从未亲自做过，尤其是在这种紧急危重的情况下，但你觉得这是拯救该患者的唯一选择。你握起了手术刀，虽极度不安和恐惧，但你已下定决心。

*请描述你如何逐步而又快速地建立外科气道？*

**? 解答**

约在1992年，我和一位同事在斯坦福大学医院曾遇到过类似的情况。以下描述了我们如何切开气管：

1.我用左手的拇指和中指，试图分离两侧的胸锁乳突肌，但无法触及该患者的胸锁乳突肌。该病例中，这么放置拇指和中指主要是为了保护大血管。

2.我右手持手术刀，在环状软骨（该病例中我无法触及）中线切开5 cm的切口，深度仅达皮肤和皮下组织。

3.我的同事开始用手指钝性分离颈部。他手法巧妙成功为我开辟了一条能够瞥见气管的管道。

4.我随即用手术刀切开气管壁的前层，并插入一根带气囊的5号气管导管。

随着气道建立，患者的氧饱和度提高到100%，心率和血压也恢复了正常。只在满意控制气道后，我们才去处理不期而至、来势汹涌的出血，估计她大约失血300 mL。为了止血，我们用2英寸（5.08 cm）的阴道填塞物填塞伤口，并用手指按压。耳鼻喉科医师到达后，夸赞我们临危不乱且处置专业。患者幸免于难，

短暂住院后安然回家。

### 讨论

麻醉状态下，当患者无法通气也无法插管时，确实令人恐惧。这种情况下，建立外科气道成了最后的救命稻草。ASA制定了困难气道管理的指南[1]，作为教育工具，尽管它很有用，但指南并未详细描述若你不得已需建立外科气道时，该如何操作。1992年，美国引入了喉罩，标志着困难气道管理的重大进展[2]。然而，若上述病例中我们具备喉罩，我也不认为它会发挥奇效，因为此时声门上下已极度肿胀。

在这场与死神的较量中，通过用手指分离颈部组织，为该女性患者博得一线生机。我最初试图用手术器械分离气管前组织，但由于出血过多和肿胀不得不放弃。在此病例中，用手指分离并插入气管内导管用时不到1分钟。

我个人不喜欢切开环甲膜或经皮扩张气管切开术。尤其当试图非影像引导下建立人工气道时，这些技术会导致纵隔气肿这一严重并发症[3-4]。不幸的是，我看到过两例这样的并发症。在这两个病例中，都是切开气管后挽救了患者。

### 建议

若患者上呼吸道梗阻，无法通过正压面罩通气缓解，也无法通过气管插管或放置喉罩解决，则必须立即建立外科气道，可以切开环甲膜，最好切开气管。

紧急气管切开术的要点是尽快使用手指分离气道前组织，建立并控制气道。先不要担心出血，之后可在等待耳鼻喉科医师时通过填塞和加压控制出血。

### 译者评注

紧急气道切开是麻醉医师应该掌握的一项技术，大多数麻醉科也都准备了紧急有创气道工具，但许多医院麻醉医师还是依赖于外科医师或是耳鼻喉科医师来协助处理，就像许多医院其他科室医师依赖麻醉医师气管插管一样。但在紧急情况下，挽救患者的生命需争分夺秒，这就提醒我们平时多加练习和复习，熟悉解剖和紧急外科气道处理方法和流程，如此，当意外来临时才能得心应手。

# 病例19　脐带脱垂

刘美玉 译　惠夏　刘岗　尹晴 校

参考文献

苏丹的一家健康使命医院，你作为那里唯一的麻醉医师，被火速请到手术室进行一台紧急剖宫产手术的麻醉。你冲进手术室，发现这位31岁的女性患者，孕7产4流产1次，目前孕37周。进入手术室前，她已规律阵痛和见红。当她的宫颈扩张到10 cm，进行人工破膜时，却发现胎位不正，紧接着，看到了脐带脱垂的紧急情况。患者被迅速置于膝胸位，一名一年级的护理专业学生按指示用手将脐带推回阴道内。以这种方式，患者被转运到了手术室。当你到达时，患者躺在手术台上身体向左倾斜。那名护士一直用手按着脐带。通过翻译，她告诉你能感觉到胎儿脉搏，约每分钟100次。

快速序贯诱导后气管插管。不懂当地语言的德国外科医师开始手术，他即将切开子宫下段。

*你有何担忧？若有，你会说些什么？*

## ❓ 解答

通过翻译，告诉按着脐带的护士，当外科医师要切开子宫下段时，把手移开。

## 👥 讨论

我见过类似的情况，没有人要求护士把手移开。不幸的是，外科医师无意中在护士的手上深深切了一刀。手术单下，护士痛得尖叫。由于处理脐带的医护人员被手术单完全遮盖，其很容易被忽视。在该病例中，婴儿顺利分娩，护士缝合后康复。母亲产后顺利，并与婴儿3天后出院。

在异国他乡，语言不通的你很容易依赖别人完成那些显而易见、简单易行的任务，然而，这种做法并不可取，你需要自己判断和决策。

有时，脐带脱垂的孕妇可通过阴道成功分娩。已报道经阴道分娩成功的因素包括小胎儿、经产妇和及时处理。然而，大多数情况下，最安全的做法是即刻剖宫产。

尼日利亚东北部一所大学医院，回顾性研究了该院20年间所有脐带脱垂的产妇[1]。在27 753例分娩中，75名产妇脐带脱垂（0.27%）。胎位不正、双胎妊娠和早产妇脐带脱垂显著增多。发生率最高的是那些胎儿未下降到骨盆入口

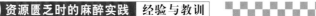

（65.2%）、自然破水（62.1%）和经产妇（57.6%）。这些脐带脱垂产妇50%进行了剖宫产，围产期死亡率高达27.3%。

### 建议

脐带脱垂是一种产科急症，围产期致残率和致死率都很高。对所有相关方而言，清晰明确的沟通对良好预后至关重要。

### 译者评注

脐带脱垂是产科急诊手术之一，常需根据情况是否紧急而选择椎管内麻醉、全身麻醉或局部麻醉。需要抢救成员具有危急意识，以安全高效的方式进行麻醉选择和手术操作，要求多学科协作，在保证母体充分供氧和维持生命体征平稳的同时，做好新生儿抢救准备，但切记我们是团队合作，在抢救患者的同时不要忘记关心身边的同事，协助抢救人员也要做好自我安全防范工作。

# 病例20  单眼患者

刘美玉 译  惠夏  刘岗  尹晴 校

参考文献

你已经在南苏丹的一家健康使命医院工作了6个月。目前，那里正笼罩在内战的阴影之下。计划对一位32岁的女性患者在全身麻醉下行右侧乳房肿块切除术。患者体重68 kg，身高5英尺10英寸（译者注：约178 cm）。8个月前，患者因刀伤而摘除了右眼球，既往史中仅此一点较为重要。她安装了一只玻璃义眼，但更喜欢戴覆盖整个眼眶（包括眉毛）的全黑色（海盗式）眼罩，且拒绝摘下眼罩。患者的气道评估为1级。静脉注射咪达唑仑1 mg镇静后，患者被带到手术室，用芬太尼、硫喷妥钠和维库溴铵常规全身麻醉诱导，过程顺利，但在用100%氧气（内含七氟烷）面罩通气时遇到了困难，在其面部周围可感受到大量漏气。尽管换上了一个更大、充气更充分的面罩，仍有大量漏气。增加新鲜气体流量到12 L，患者通气好转，但漏气仍然存在，手术室里的每个人都能闻到七氟烷的气味。虽然麻醉开始前你就做过麻醉吸收器回路的压力泄漏测试，未发现问题，但你不得不再次快速检测，依旧未发现任何问题。不得已，只能请另一位麻醉医师用双手扣面罩，而你选择用储气囊给患者通气。尽管如此，漏气仍然存在。幸运的是，患者生命体征稳定，血氧饱和度为94%。不过，手术室里并没有呼气末监测装置。对这种无法解释的漏气，你感到担忧，也不愿意行气管插管，因为你不知道是否还会遇到什么其他问题。

*现在你会怎么做？唤醒患者还是怎样？*

## ? 解答

该病例是我的亲身经历。我当时摘下其眼罩，眼眶里并未发现玻璃义眼。很明显，漏气的原因在于口腔和眼眶间有一个解剖通道。发现该原因后，我们在患者完全肌肉松弛后，一次性无损伤地置入了单腔气管导管。手术顺利，患者住院1天后出院。

## 讨论

这是我见过的唯一一个此类型的病例[1]。当时，我们完全不知为何会大量漏气。如果这位患者的体重指数（body mass index，BMI）更高，无论有无肺部病变，这种诱导后面罩给氧困难都可能会成为一个严峻的问题（万幸本病例患者的BMI没那么高）。一种可能减少漏气的方案是用4英寸（译者注：10 cm左右）湿油纱压塞眼眶。

实际上，已经有文献报道过1例经眼眶纤支镜插管的病例[2]。由于患者鼻咽部瘢痕过多，且颞下颌关节僵硬，经鼻或经口纤维镜入路都不可能。因此，经眼眶纤支镜插管是避免术前气管切开术的唯一方法。

📋 **建议**

警惕戴眼罩的患者。若因眼眶大量漏气而难以面罩通气，可以使用湿油纱填塞眼眶。

💬 **译者评注**

虽然我们都熟悉气道相关的解剖学，但是在临床实践中仍会遇到很多意想不到的问题，临床上也有经眼气管插管的病例，所以在遇到口腔颌面部有解剖异常或是有手术史的患者更应注意，此外对于一时不能确定是否安全的患者，也许清醒插管是一个不错的选择。

# 病例21　术后，患者无法沟通

参考文献及
推荐阅读

刘美玉 译　惠夏　刘岗　尹晴 校

你所在的马里医院是家健康使命医院，你是两位麻醉医师中的一位。这家医院的患者来自许多不同种族，他们说不同的语言，并且医院服务区域很广。许多患者需花费数小时才能到达该医院。

某天，你运送了一位51岁的女性患者到恢复室，她刚顺利地在全身麻醉下行阴式子宫切除术。ASA Ⅰ级、体重64 kg、身高168 cm，既往体健，未服用任何药物，过去的几次全身麻醉也都十分顺利。麻醉诱导时，你给她静脉注射了咪达唑仑1 mg、芬太尼50 μg和丙泊酚150 mg，使用喉罩通气。麻醉维持新鲜气流使用的是40%氧气复合60%$N_2O$，蒸发器输出的是1%的异氟烷。手术持续了40分钟，过程顺利。

到恢复室时，患者麻醉未醒，生命体征平稳。你将她交给护理人员监护，然后离开去做当天的最后一台手术麻醉。你刚诱导完下一个患者，恢复室的护士便冲进手术室，告知你上一个患者已苏醒，但是说着她们不懂的语言。护士还告诉你，患者似乎经历了一次"疾病发作"，左臂有些不自主运动，有段时间还茫然地盯着天花板。之后，患者便开始用陌生的语言说话。这种"疾病发作"仅持续了15秒。目前，患者情况良好且生命体征稳定，但护士无法与她沟通。

护士问你她应该做什么。因忙碌，另一位麻醉医师也无法去恢复室。

*你会说些什么？*

## ❓ 解答

告知护士测血糖。结果显示血糖非常低，只有2 mmol/L（正常空腹血糖水平为3.33 ~ 6.6 mmol/L）。

## 👥 讨论

曾有类似的病例报道[1]，该报道作者结论是低血糖可能诱发了颞叶癫痫。发作后期，抑制了她的正常语言能力，她便可能使用母语或过去学过的另一种语言[1]。脑损伤后，有许多关于双语和多语患者短暂语言切换的报告[2]。为何上述病患会出现语言紊乱，现有一种神经心理学的解释。某种程度上，可认为母语是由皮层下区域的"内隐记忆系统"储存和习得的，而第二语言则相反地在大脑皮层中广泛显示[3]。功能性脑成像已在大脑皮层中发现了与母语和其他语言相关的独特区域[4]。Ward和Marshall[1]认为在没有全身麻醉的情况下，为了确定低血糖时类似上述病例描述的患者会使用何种语言，从而诱导其低血糖，并不符合伦理。众所周知，胰岛素依赖型糖尿病患者可能不会意识到低血糖引起的心悸和震颤[5]。Ward和Marshall[1]认为，这种情况下，导致短暂语言障碍的机制可能是患者未意识到她在说另一种语言。

多年前，我在南非有一个患者，术后经历了类似的"疾病发作"。"疾病发作"后，她开始"喃喃自语"，我们无法听懂她在说什么。一名护士认为这是另一种部落语言，而其他人则不确定。经检测，她的血糖非常低，为1.5 mmol/L。该低血糖可能是由于她在前往医院的长达18小时的路途中缺乏食物造成的。静脉注射50 g葡萄糖后，她突然又开始用母语说话。

多年前，一位89岁德裔老妇人，因右腿坏疽需行膝下截肢术，我给她实施了腰麻。腰麻穿刺十分成功，在未使用任何镇静剂的情况下，她安静地休息。当开始锯她的腿时，她却突然开始用德语唱第一次世界大战时的德国歌曲。

📋 **经验**

一些轶事描述了患者术后短暂恢复到陌生语言/母语/外语的情况。若发生这种情况，排除低血糖这种可预防和治疗的病因至关重要。

💬 **译者评注**

这种情况比较罕见，但也为读者提供了一种思路。临床处理还是要排除常见的一些可能导致类似于谵妄的原因，如基础疾病问题、循环容量问题、内分泌代谢问题、药物残余问题、低体温、锥体外系反应等，在此基础上询问家人患者的语言经历也是必要的。

# 病例22　创伤性血胸时的同侧中心静脉通路

参考文献

吴江 译　周磊　刘岗　尹晴 校

　　一名29岁的女子从行驶中的火车上摔下来后，被送入索马里的一家中型医院。她疼痛剧烈，但时间感和空间感尚清晰，心率120次/分，血压85/40 mmHg。通过一个带有安全排气孔的非重复呼吸面罩（Hudson RCI，Temecula，CA，USA）吸入纯氧时，她的脉氧饱和度为96%。她多处骨折（骨盆、右侧肱骨、第10胸椎和右侧第6至第10肋骨）并右侧血胸。在右锁骨下静脉，置入一根Cordis导管（PSI kit，Arrow International，Inc. Reading，PA 19605，USA），轻松抽得回血后送检验分析，包括国际标准化比值（international normalized ratio，INR）和6个单位红细胞的交叉配血。在右侧胸腔，置入引流管，在重力作用下迅速排出1500 mL血液，患者无任何不良反应。再行胸部X线检查，显示血胸完全消失，锁骨下导管位置正确。中心静脉压（central venous pressure，CVP）为零，随呼吸波动。配血到达后，通过右锁骨下静脉的Cordis导管迅速输注了4个单位的浓缩红细胞。尽管通过患者右手的16号静脉留置针又持续滴注了超过3 L的晶体液和4瓶250 mL容量的白蛋白，她的血压还是恶化了。胸腔引流管可看到深色血液排出量增加。外科医师诊断胸腔内大血管破裂，请你给该患者的右侧开胸手术麻醉。

　　你赶到后，对患者进行了评估，同意该诊断。你随后在左颈内静脉和左股静脉又置入两根中心静脉导管，并能从两根导管轻松抽出血液。连接到右锁骨下静脉的监测仪依旧显示中心静脉压为零，并随呼吸波动。通过左侧新置入的大口径中心静脉导管进行输血后，患者似乎稳定下来。深色血液仍从右侧胸腔引流管排出，只是速度慢了下来。

　　从右锁骨下静脉采集的血样查得国际标准化比值为2.3。手术医师打算给患者输注新鲜冰冻血浆（fresh frozen plasma，FFP）。你未观察到渗血的迹象，对国际标准化比值的升高感到疑惑，便从股静脉采集了血样复查国际标准化比值。外科医师急于手术，你虽有些犹豫，最终还是同意了，但是你依旧觉得有些不对劲。

*你为什么觉得不对劲？*

## 解答

该病例与之前的一例报道相似[1]。开胸后，发现出血很少，但锁骨下静脉导管却位于胸腔中。随着最初的4个单位红细胞都通过右锁骨下静脉导管输入，虽注意到引流管排出的血液颜色非常深，但未怀疑导管异位，这一路静脉导管由于其远端尖端浸没在血胸中，所以抽取的血样国际标准化比值升高（实际血样成分主要为输注的红细胞）。后复查股静脉的国际标准化比值为1.1。因此，由于实际是锁骨下静脉导管异位，该（开胸）手术既浪费时间，又浪费精力。

## 讨论

中心静脉导管对评估体液平衡和快速大量输血和输液用处极大。血液回流和中心静脉压随呼吸波动是正确放置导管的可靠标志。然而，这一观点已受到质疑[1-3]。例如，使用中心静脉导管时出现类似上述情况，置入了血胸的同侧，这时的血液回流和（或）中心静脉压伴随呼吸波动可能并不能确认中心静脉导管放置正确。

建议在上述情况下，立即从中心静脉导管抽取血液进行两个检测；一个是检测国际标准化比值；另一个是观察血凝块形成的证据。后一项检测中，可将5 mL血样放入一个小玻璃管中，若15分钟内玻璃管中未形成血凝块，则应怀疑静脉导管可能在胸腔内。若你有疑虑，应观察胸腔引流。特别是寻找引流速度的变化和中心静脉导管液体输注速度的相关性。比较两者成分在稀释度、液体量和（或）颜色方面的相似性。为避免混淆和可能浪费血液[2]，血胸侧的中心静脉导管尽可能不用于输血。将亚甲蓝注入中心静脉导管（若胸腔引流液变蓝），可提示中心静脉导管在胸腔内，而非锁骨下静脉。

尽管会遇到上述问题，还是建议在血胸侧放置中心静脉导管。在非气胸侧尝试锁骨下静脉置管，若不慎导致气胸（双侧气胸），患者的生命体征很可能迅速恶化。

## 建议

当中心静脉导管不慎置入胸腔内时，无论血液回流，还是呼吸波动，甚至放射线检查都可能误导。

一个快速确定导管是否在胸腔内的方法是从中心静脉压导管中抽取5 mL血样放入玻璃管中观察，若15分钟之内未形成血凝块，则静脉导管可能在胸腔内。

若无亚甲蓝使用禁忌，那么建议使用其来确定锁骨下静脉导管是否在胸腔内。

**译者评注**

　　只要是有创操作就有发生并发症的可能性，尤其是中心静脉穿刺置管。中心静脉穿刺过程中如果导管穿透静脉壁和胸膜，液体流入胸腔会造成水胸，而在该病例中，输注的血制品流入胸腔，又从引流管排出，造成了"血胸"的假象。所以穿刺操作过程中一定要动作轻柔、注意导引钢丝的置入深度。

# 病例23  "缺枪少炮"——如何拯救困难气道?

吴江 译  周磊  刘岗  尹晴 校

医院里,资源寥寥无几,除气管导管、一个Macintosh喉镜和一根弹性引导管芯,你没有其他专业的气道设备。不幸的是,你却可能面对气道的艰难挑战。若是如此,我建议进行七氟烷或氟烷吸入诱导。若气道梗阻,你必须停止吸入诱导并唤醒患者。之后,你可以尝试用可卡因和利多卡因喷洒气道(类似于纤维支气管镜下清醒气管插管的局部麻醉),然后局部麻醉下清醒插管。若吸入诱导成功,即患者睡眠(且无气道梗阻),则可尝试经鼻盲探气管插管来建立人工气道。但如你所知,使用这些吸入麻醉药会产生浅(低潮气量)快(>30次/分)呼吸。在经鼻插管的气管导管近端,就很难通过听呼吸声来确定导管是否在气管内。

*有什么妙计可使呼吸深慢(大潮气量),从而当经鼻插管成功时,在气管导管的近端更易听到呼吸音?*

## ? 解答

详见讨论,所述方法只在患者耐受面罩诱导时适用。

## 讨论

面罩诱导前,需放置好所有的无创性监测和静脉通路。据病例18讨论,静脉注射阿托品和哌替啶。最好有一个随时能实施气管切开建立有创气道的外科医师待命。随后用氟烷和(或)七氟烷吸入诱导。若患者气道梗阻,便停止吸入诱导并唤醒患者。若面罩诱导成功,患者入睡,呼吸浅快,则加入乙醚(见病例18)。10~20分钟后,患者应开始深慢呼吸。这时,关闭氟烷或七氟烷。在患者深麻醉状态下,可以使用Macintosh喉镜片经口或经鼻盲探气管插管。记住,为尽量减少经鼻插管时鼻出血的可能,在插管鼻孔中需使用可卡因。当经鼻盲探时,最好在气管导管的近端放置一个口哨。当自主呼吸患者成功气管插管时,手术室中的每个人都能听到标志性的哨声。自1972年起,我便十分成功地应用了该技术。

如需要肌松患者,可滴注琥珀胆碱或给予非去极化肌松剂。同时关闭乙醚,用七氟烷/氟烷等其他吸入麻醉剂和麻醉性镇痛药物替代。如要使用电切/电凝,关掉乙醚非常重要。但你会发现,许多偏远地区的手术医师熟悉乙醚麻醉,因此他们不使用电切/电凝,而只是缝合止血。我之前提及,20世纪70年代所有由南非德班纳塔尔大学麻醉系管理麻醉科的医院中,所有全身麻醉的剖宫产手术(C/S)都用乙醚麻醉。那些手术医师非常优秀,他们都可在25分钟内不用电切/电凝完成剖宫产术。我不记得有过任何"返工"。

### 📋 建议

乙醚价廉,资源匮乏时应容易获取。用在潜在困难气道患者气管插管,约有70%的成功率。

### 💬 译者评注

目前,国内可能已经很少有医院会使用乙醚进行麻醉,但是我们应该观察学习并熟悉掌握工作中经常使用的药物会对人的生理功能有什么具体的影响,尤其是对心肺功能的影响,并利用这些影响提升自己的麻醉技术,进而增加围手术期的安全性。

## 病例24 MRI检查室，会有什么问题？

参考文献

吴江 译 周磊 刘岗 尹晴 校

你在非洲西海岸塞内加尔首都达喀尔的一所大学附属医院工作，该医院设备尚可。

某天，你在新建立的MRI检查室里麻醉一个患者。该患者ASA II级，气道分级为3级，将在预麻室麻醉。然而，与MRI检查室不同，预麻室无管道氧气。因此，使用了麻醉机（Aestiva，Datex Ohmeda）附带的应急氧气瓶。你发现氧气瓶约1/4满，备用（第二个）氧气瓶是满的且已关闭。在MRI室外的预麻室中，患者摆好了气管插管的斜坡位[1-2]。使用芬太尼、丙泊酚、琥珀胆碱快速顺序诱导并按压环状软骨。使用Mac 4号喉镜片可见2级气道。成功气管插管后，可闻及双肺呼吸音，并可见呼气末二氧化碳分压波形。气管导管深度被固定在25 cm处。

麻醉后，患者躺在轮床上，连接着麻醉机被推入MRI检查室。一位只会说少许英语的技术人员，主动用手势示意用MRI室内的大号H型氧气瓶为麻醉机供氧，他表示氧气瓶是满的。当他将麻醉机的供氧管连接到了H型氧气瓶上后，便离开了。

患者和轮床在MRI室中被固定好位置。在确定患者充分麻醉和适当通气、生命体征稳定后，你退出检查室。检查开始10分钟后，你正坐在控制室内（MRI检查室外），你注意到呼气末二氧化碳分压和潮气量在45秒内急剧下降，而其他所有生命体征都稳定。

你告诉技术人员停止扫描后，冲进了MRI检查室。你看到麻醉机未对患者控制通气，于是切换到手动通气。然而，即使关闭了APL阀（可调压力控制阀）并应急供氧，仍然无法手动通气，因为储气囊仍是空的。你意识到接在麻醉机上开启的应急氧气瓶已经空了，但麻醉机还连接着H型氧气瓶，为何还没有氧呢？你启动了麻醉机上的备用氧气瓶，一切回归正常。

*你认为发生了什么？*

### ? 解答

造成该困境的原因有两个：

1. Aestiva麻醉机的应急氧气瓶意外地一直开启。

2. H型氧气瓶连接到了麻醉机，但未打开，因此未向麻醉机供氧。

## 讨论

造成该困境的主要原因在于你未核查。

按照你的指示，MRI技术人员已经将麻醉机的氧气管道连接到"H"型氧气瓶上。但因你未强调必须打开"H"型氧气瓶，所以他未这样做。当麻醉机的唯一氧源——应急氧气瓶的氧用完时，（靠氧气运转的）麻醉呼吸机就停止工作。

这件事真实发生在我身上，但不是在塞内加尔，而是另一个国家。幸运的是，患者的生命体征无变化，之后的麻醉也很顺利。

## 建议

如果你不得不依赖他人或要求他人做你的工作，那么你必须核查其是否正确完成。尤其是你无法与其他医护人员用他们的语言交流时，通过自我核查，可能会避免潜在的灾难。

## 译者评注

我们现在的临床麻醉工作中，麻醉机一般连接的是中心供氧，已经很少连接氧气瓶，但麻醉机其实可以像这台机器一样，既连中心供氧（H型氧气瓶），也连氧气瓶，这样可保证当中心供氧出现问题后，快速打开氧气瓶，从而提高安全性。经减压阀减压后，中心供氧的气体压力在50～55 psig，而氧气瓶通常为45 psig。因有单向阀，麻醉机优先选择高压的中心供氧，这样保证氧气瓶只在应急时可用。有的医师认为既然氧气瓶是备用的，麻醉机优先选择中心供氧，那就把氧气瓶也打开，这样若中心供氧故障，麻醉机就会立即自动切换到氧气瓶供气，这样会更安全。其实这是误解，若中心供氧障碍，麻醉机就会直接用氧气瓶供气，可能直到麻醉机（和氧气瓶）里所有的氧气都用完，才会低氧压报警，而这时中心供氧和氧气瓶都没有氧了，再去找氧源就可能非常被动。其次氧气供应管道的压力虽然通常是50～55 psig，但偶尔可能会低于45 psig。若氧气瓶开启，并发管道压力下降，就会不必要动用氧气瓶内的氧。最后，若中心氧源故障，二级瓣可以防止气瓶氧进入墙源管道。若二级瓣故障，则气瓶氧在短时间内就会反充医院供氧系统而给病房的患者供氧。所以中心供氧一般应打开，而氧气瓶一般应关闭，但在该病例中，该患者中心供氧关着，而氧气瓶却开着。

参考文献及
推荐阅读

## 病例25　如何向罐中装填二氧化碳吸收剂？

吴江 译　周磊　刘岗　尹晴 校

你刚抵达中非共和国的一家小医院。一位新近获得资格证的麻醉护士也刚刚到达，见到你十分高兴。她希望你教她如何在二氧化碳吸收罐中装填钠石灰（一种二氧化碳吸收剂）。她虽知道有相应操作流程，却不知道具体步骤，期待你来指导。她取来一桶5加仑（译注：约18.927 L）的钠石灰，桶身配有一个提手和一个便于倾倒的伸缩壶嘴。说明书是俄文，而你和这个小医院里的所有人都不懂俄文。当地没有互联网，也没有麻醉学教材告诉你如何操作。

*钠石灰如何填充二氧化碳吸收罐，你有什么建议？*

### ❓ 解答

1.为了正确地让松散的吸收剂填充罐体，需要在倾倒吸收剂的同时，以圆周运动的方式缓慢旋转吸收剂桶。中途需偶尔停下来，轻敲吸收罐，使颗粒压实并均匀分布[1]。该填充手法通过均匀分布颗粒物来确保二氧化碳吸收效率，从而最大限度地减少通道效应（见第3点）。

2.吸收罐中的空气空间对吸收剂的吸收能力极其重要。新鲜吸收剂的空隙空间约为总吸收剂体积的50%，这是为了呼出气体接触吸收剂时，有足够的时间达最大吸收率，罐中的空隙空间（间隙空间）应该高于或等于患者的潮气量（0.3～1 L），或者换句话说，吸收罐的体积至少应是2倍的潮气量（即1/50%=2）。随着钠石灰颗粒中的孔隙及颗粒间的空间被水填充，容纳患者呼出空气的空隙空间逐渐减少（吸收率下降）（译者注：现在很多麻醉机的钠石灰罐下面有引水槽，二氧化碳与钠石灰反应产生的水引流到引水槽中，这样便会减少水填充颗粒中的孔隙及颗粒间的空间），且随着钠石灰转化为碳酸盐，该容纳容量进一步减少。

3.当吸收罐被匆忙或不均匀地填充时，可能会发生通道效应。通道效应是指呼出的空气直接通过吸收剂中的通道流动，而二氧化碳很少或根本没有吸收〔译者注：通道效应通常指的是在某种流体（如液体或气体）通过多孔介质（如颗粒或沙砾）时，流体倾向于选择阻力最小的路径流动，而绕过其他路径，从而未被充分吸收或净化。例如，在咖啡冲泡过程中，水会选择阻力最小的路径流过咖啡粉，从而产生稀薄且未充分萃取的咖啡。在医疗过程中，通道效应可能导致气体中的有害物质未能有效去除，进而可能潜在危害患者。在二氧化碳吸收罐中，通道效应指若吸附剂颗粒未均匀地填充在罐子中，那么气体可能会选择阻力最小的路径流动，从而绕过大部分吸附剂颗粒，这就降低了二氧化碳吸附效率。为减少通道效应，除了灌装不能太松散，近年生产的钠石灰被制成 $3 \sim 4$ mm 的球形，可以使气体流动更均匀，减少通道效应，这使其拥有了更长的使用时效、更低的粉尘含量和更小的流动阻力。目前，有的麻醉机二氧化碳吸收罐内设有挡板来分散和限制气体流动。与通道效应类似的与二氧化碳吸收有关的另一个重要概念叫壁流，它指的是在管道或介质中，气体或液体流体沿着管道的壁面或边缘流动，而不是通过管道的中心部分流动。这种流动模式可能导致边缘处的流体没有充分混合或与介质中的吸收剂接触，从而减少了吸收或净化的效率。二氧化碳气体通过钠石灰罐，通常总是沿着阻力小的罐壁流动，因此罐中央部分的钠石灰还没有被消耗，二氧化碳气体已溜了过去。为消除该现象，曾将钠石灰罐制成大碗形，企图延长罐壁，或制成两段式，中间通过一个狭窄的颈连接，当上段钠石灰罐中的钠石灰被消耗掉，就将下段的钠石灰罐调到上面来，上段用新的钠石灰充填后放在下面，这种两段式的钠石灰罐是一段式钠石灰罐二氧化碳吸收效率的 1.5 倍。还有一种做法，是把上、下隔开，周围放置一个环状的边来减少"壁流"。还要注意，若钠石灰少或倾斜装填，则气体沿阻力小的壁面通过，加重"壁流"。为减少"壁流"，新的设计，如 Drager 和迈瑞设计的二氧化碳吸收罐，呼出的气体沿中心管到罐的底部，然后向上，由于首先通过中心管，强制呼出气体的二氧化碳先与罐中间的钠石灰反应，最大限度地消除了"壁流"。由于强制将底部的钠石灰先反应，首先变色的便是底部的钠石灰〕。

4. 在使用前摇一摇吸收罐，以确保吸收剂颗粒未结块在一起，并且吸收剂颗粒在吸收罐中均匀分布。摇一摇吸收罐还可以防止通道效应。

### 讨论

1924 年，Ralph Waters 在吸入麻醉中引入钠石灰颗粒来去除二氧化碳[2]。

重要的是要认识到，尽管可以假定吸收罐内温度上升表明二氧化碳吸收正在进行，但反应热似乎不能表明二氧化碳吸收效率的高低。影响反应热的变量包括患者的二氧化碳产生率、体型、代谢率、体温和手术室中的环境空气温度。若吸收罐和手术室环境空气间温差较大，将导致吸收罐的热量快速消散。因此，不能依赖吸收罐罐体表面的温度作为吸收量的指标，而应该通过二氧化碳监测仪、时间和气量计算，以及通过指示剂颜色变化来确定何时应该更换吸收剂。不要仅凭指示剂颜色变化或吸收罐的温度来判断钠石灰是否耗尽。

吸收罐中，粉尘可能会积聚。要注意，不当填充松散的吸收剂或对吸收剂的粗心/粗暴操作可能导致粉尘飞扬。人们通常认为预装填好的吸收剂罐粉尘很少，但这未得到证实。此外，呼吸回路的高流量会导致粉尘积聚在吸收罐的底部。随后，术前气体泄漏测试过程中，由于呼吸/储气囊的过度膨胀和快速放气，或者由于术中高压过度通气，粉尘会飞扬播散到呼吸回路。另外，高流量氧冲洗会使钠石灰脱水，抑制其吸收二氧化碳的能力，因此不应过度使用快速充氧阀（译者注：快速充氧阀可以迅速向患者大量供氧。无论麻醉机的主开关是否打开，只要管路中有氧气压力，就可以激活该阀门。通过该阀门，氧气会通过公共气体出口直接进入患者的呼吸回路。这个功能在紧急情况下用处极大，因为它可以在任何时候迅速提供氧气给患者，但过度使用也会造成其他问题）。

对吸收罐的目视检查可以大致估算出剩余吸收能力。吸收二氧化碳时，从顶部向下紫色逐渐变浅，若上四分之一颜色变浅，则Sodasorb®（Smith Medical，Dublin，OH43017）吸收剂耗尽约25%，若上面一半颜色变浅，约等于50%，依此类推。吸收罐内的二氧化碳吸收剂反应不均匀，因此颜色变化也不均匀。

对于大多数医疗应用，建议使用高湿度（12%~19%）的钠石灰。这是因为在生理情况下，高湿度（12%~19%）的钠钙吸收剂将不再从正常体温、正常相对湿度（85%）的吸入气体中吸收水分。

## 📋 建议

知道如何正确地将钠石灰填装到二氧化碳吸收罐中至关重要。指导说明书中的语言可能你和医院工作人员都看不懂，因此必须在不依赖说明书的情况下掌握该技能。

## 💬 译者评注

相当一部分麻醉医师对二氧化碳吸收剂的应用理论和安全性认识可能是不足的，除了如何填充，如何更换、何处更换、更换的操作时间、是否会有粉尘吸入等，都是值得我们学习的。

# 病例26 "古董"麻醉机，小心！

参考文献

吴江 译 周磊 刘岗 尹晴 校

你刚抵达西非的加纳。你工作的医院，一楼仅有的一间手术室内，有一台型号为Narkomed 2B（Draeger Medical Inc. Telford，PA）的麻醉机。它至少有40年历史了，据麻醉护士说，在她工作的23年里，这台机器没有更换或升级过。她还告诉你，前一日这台"古董"麻醉机在几台手术中使用过。但当时的麻醉医师下班后，因家里突发事件不得不离开。你被告知在后面的房间里还有一台旧的Narkomed 2B麻醉机，但它已不能正常工作。

今天有一台择期手术，你检查了麻醉机，发现它运行良好。对麻醉机进行目视检查，可观察到上层吸收罐的二氧化碳吸收剂显示为淡蓝色，表明二氧化碳吸收剂已耗尽，而下层吸收罐中未观察到颜色变化。由于上下层的两个吸收罐色差明显，故两个吸收罐中的二氧化碳吸收剂都耗尽的可能性不大。因此，你很乐意使用这台麻醉机。

常规全身麻醉诱导并气管内插管后，通过听诊和监测二氧化碳描记器上呼气末二氧化碳确认无误。使用Narkomed 2B麻醉机正压通气，初始呼气末二氧化碳分压值为40 mmHg，二氧化碳波形正常，吸入的二氧化碳为零。新鲜气体流量为3 L/min（$N_2O$：$O_2$为2：1）。

20分钟后，二氧化碳描记器上的呼气末二氧化碳分压值升高。其他生命体征都正常。上下吸收罐没有过热，上下罐间也无温差。下层吸收罐未看到颜色变化。你检查了呼气末二氧化碳分压异常的其他原因，如阀门故障，但未发现异常。

因为没有其他的麻醉机，你把吸入全身麻醉改为全凭静脉麻醉（译者注：作者这里摸罐身看有无过热，改全凭静脉麻醉，可能是为了防止恶性高热，吸入麻醉剂可诱导恶性高热，恶性高热的早期反应就是呼气末二氧化碳分压值升高），用100%氧气给患者手动通气。确定患者的生命体征在正常范围内之后，你开始检查麻醉机。

*会是什么问题呢？*

## ❓ 解答

经检查发现，两个二氧化碳罐中的吸收剂均已完全耗尽[1]。

术前未在下层吸收罐检测到吸收剂颜色变化的原因是，与上层吸收罐透明的烟灰色塑料罐壁相比,下层吸收罐的塑料罐壁是黄色的。下层吸收罐中的紫蓝色指示剂被塑料罐的黄色变色过滤掉了,所以下层吸收罐中的二氧化碳吸收剂看上去是新鲜白色的。该问题的根本原因是,之前的麻醉医师/技术人员可能从那台旧的不能正常工作的Narkomed 2B麻醉机上"拆"了一个废弃的已被黄色污染的吸收罐罐壁,用它替换了这台麻醉机损坏/破裂的烟灰色透明罐壁。

用新的吸收剂替换耗尽的吸收剂后,Narkomed 2B麻醉机恢复正常。

### 讨论

若使用带有指示剂的吸收剂,那么上下层吸收罐的罐壁必须是相同的透明材料,这样可目视检查两个罐中吸收剂逐渐耗尽的情况。

Narkomed 2B麻醉机的吸收罐最初的塑料罐壁材料是丙烯酸,但因不能高压灭菌,故约在1980年被一种可高压灭菌的淡黄色聚砜复合材料所取代。1992年,吸收罐壁材料又改用一种聚砜制成的可高压灭菌材料,但它是透明烟灰色的。

为区分是阀门卡住还是二氧化碳吸收剂耗尽导致二氧化碳重复吸入,需要增加新鲜气体流量(达分钟通气量的2倍或3倍)(译者注:增加新鲜气体流量是为了减少重复吸入,由于一般吸呼比是1:1~1:2,即吸气占呼吸周期的1/3~1/2,故吸呼比是1:1时,新鲜气体流量是分钟通气量的2倍时,没有重复吸入,而吸呼比是1:2时,新鲜气体流量是分钟通气量的3倍时,没有重复吸入)。若因二氧化碳吸收剂耗尽,高流量新鲜气体可降低二氧化碳重复吸入量。若出现呼气末二氧化碳分压降低,只要动作迅速,并准备好急救球囊(Ambu Inc. Linthicum,MD),那么麻醉过程中打开吸收罐并没有真正的危险。相反,若问题是由呼气阀功能异常引起的,则增加新鲜气体流量的处理对降低二氧化碳吸入量影响很小。

### 建议

无论如何,都不该让双室吸收罐的塑料罐壁类型不同。正如该病例所提示的,眼见未必为实。

### 译者评注

相信只要是有一定资历的麻醉医师,都应该经历过工作中所操作的麻醉机更新迭代。其实麻醉机的更新迭代中都增加了什么、减少了什么、更改了什么,都是值得我们关注的。另外,也可以问问自己,现在使用的麻醉机是完美无缺的吗?还有哪里需要提升呢?

## 病例27  一刀入腹，简单病例?

吴江 译  周磊  刘岗  尹晴 校

你在无国界医师组织的一家小型健康使命医院工作。这家医院位于非洲南部内陆国家莱索托的一个部落冲突地区。一名16岁男孩［体重55 kg，身高5英尺7英寸（170 cm）］因脐下单一刀刺伤被送入急诊室。根据急救医师叙述（其英语水平有限），没有其他损伤。你作为值班的麻醉医师，被请到急诊室。患者意识清醒，时间感和空间感正常，生命体征稳定。患者主诉疼痛，只有完全平躺静止不动时才能缓解。通过翻译，患者说他已经6小时未进食。抽血做血细胞比容、生化检查和交叉配血。患者的既往史无特殊。外科医师想急诊剖腹探查，患者在晚上9点被送进手术室。在手术室里，你检查患者并确认只有一处刀刺伤，没有其他伤口，左手的16号静脉留置针输液通畅，胸部和腹部的检查未发现任何异常。患者的电解质、肌酐和血糖都正常，血细胞比容是36%。按标准流程，你从静脉缓慢（超过2～3分钟）注射1 g克复康（Keflex，译者注：头孢氨苄）。之前试验剂量的Keflex使用后血流动力学没有变化，目前考虑过敏测试阴性。你观察患者的生命体征平稳，于是开始给患者吸氧去氮。

全身麻醉诱导使用依托咪酯10 mg和琥珀胆碱100 mg，气管插管顺利，听诊可闻及双侧呼气音，可见呼气末二氧化碳波形。固定气管导管深度在22 cm处，手术开始。用芬太尼250 μg和0.8%异氟烷维持麻醉，吸氧浓度50%。开腹后不久，患者的收缩压急剧降至40 mmHg，心率高达150次/分，血氧饱和度降至82%以下。你让外科医师检查出血，但外科医师表示腹腔内没有出血，并且还触诊了膈肌，声称膈肌完好。此时，尽管听诊患者胸前两侧可闻及呼吸音，但呼气末二氧化碳接近零。你建议外科医师开胸探查，但外科医师认为这一定是过敏反应或麻醉事故。开始心肺复苏，静脉注射大剂量肾上腺素，但无改善。尽管你竭尽所能，患者还是在30分钟后被宣布死亡。

*若患者不是死于药物过敏、麻醉事故、未确诊的腹腔内出血，那患者手术台上的死因是什么?*

### ? 解答

这是我一个朋友的病例。尸检时，在患者左侧腋下找到了一个漏诊的长2 cm、宽2 mm的刀刺伤口。

尸检发现，患者的心包腔充满了血液，导致心脏压塞。在患者的左心室和左心房有一个较大的不规则伤口。

### 讨论

我的好友John W. Downing教授（南非德班纳塔尔大学医学院麻醉学系，1974—1984年任职）曾这么提醒我：如果你得知一个只有一处刀刺伤的入院患者还活着，那你一定要高度怀疑其他部位至少还有一处刀刺伤。一次又一次，他的箴言得到证实。在非洲的17年中，我多次发现这一教诲是如此正确。即使在美国，我也遇到过这样的病例。

我在非洲时，单一刀刺伤的患者通常已死亡，因为持刀行凶者是一刀毙命的顶尖杀手。这些顶尖杀手通过把刀刺入上腹部，然后扭转90°并推送刀尖来置人死地。因此，若（表面上）仅有一处刀刺伤患者还存活，那么挥刀的人就不是职业杀手（他们可能会多次挥刀），而该患者在身体其他部位至少还有一处刀刺伤。

刀刺伤或枪伤的患者在麻醉前都必须彻底检查，包括让患者坐在手术台上，仔细检查其背部和腋下。若患者挪动时抱怨疼痛，可以给患者麻醉性镇痛药。若不彻底地检查患者，就可能发生悲剧。

### 建议

一个尚存活（表面上）只有一处刀刺伤的患者，在其他部位可能还应有一处或多处刀刺伤。

### 译者评注

可能每个地方，甚至是同一个市的不同区域，所收治的急诊外伤都有一定的规律，比如说某个区域多见车祸伤，而另一个区域多见手外伤。从中寻找规律，并利用这些规律加强对急诊外伤患者的仔细检查和相应处理，对我们的工作一定会有所裨益。

# 病例28　支气管内异物

参考文献

吴江 译　周磊　刘岗　尹晴 校

　　作为一位麻醉医师，你刚到卢旺达。为熟悉环境，当晚你在医院里散步。在急诊室，你看到一长列患者。值班的是位老绅士，什么事都亲力亲为。他之所以包办一切，主要是只有他一个内科/外科医师。

　　因"哮鸣和喘鸣持续加重4小时"，一个16个月大的男孩被送入院。该患儿已有3~4个月的哮喘病史，无论药物还是巫医治疗，都无好转。陪伴孩子的母亲描述，这是孩子病情最严重的一次。胸部检查显示出典型的哮喘症状。患儿既惊恐又痛苦，每次用力呼气时（动用辅助呼吸肌），都能听到其哮鸣声，目前观察未出现发绀。急诊室里没有脉搏血氧仪，但听诊右肺的呼吸音明显弱，胸部X线显示右下叶有肺不张的迹象。你的新朋友——急诊室的医师，诊断可能是异物吸入，准备在中心手术室为患儿行支气管镜检查。急诊室的医师问你是否会给患儿实施麻醉。你同意并去手术室做准备。

　　在手术室，吸入诱导过程平稳。在患儿手上用22号静脉留置针建立外周静脉通路。硬质支气管镜检查发现右主支气管内异物。手术医师多次尝试用镊子和吸引管取出异物，但均未成功。手术医师并不想给患儿开胸手术。

　　*患儿仍处于麻醉状态，你建议如何取出异物？*

## ❓ 解答

　　通过支气管镜，Mark和Russell[1]置入一根2.0Fr的气囊未充气Fogarty导管。导管滑过异物后，给气囊充气。通过牵引Fogarty气囊导管，用镊子取出一个坚实的金属物体，再用可弯曲支气管镜检查，未看到其他异物。患儿顺利康复，第二天出院回家。

　　应注意，以这种方式使用Fogarty气囊导管可能会出现并发症[2-3]，包括气囊和（或）导管尖端破裂。若发生，那很有可能必须用有创性的方法取出异物。好在这些并发症非常罕见。

　　重要的是要认识到，若通过询问病史表明异物可能是花生，那情况便真正紧急了。花生是有机物，并且经加工后含盐量较高，会吸水膨胀，从而导致突然的气道阻塞，带来灾难性的后果，尤其当花生在气管里时。在我亲自经历的一个病例，手术医师吸引花生，随着硬质支气管镜的退出取出花生，十分幸运，我们当时救活了这个孩子[4]。

📋 **建议**

Fogarty气囊导管有多种功能，这是其中之一。

💬 **译者评注**

灵活利用工作中手边的设备，有时可能起到妙用。最好的情况当然是对各种突发情况都有相应准备，而在个别特殊情况下，也要有利用身边工具紧急处理意外事件的能力。

# 病例29 铅衣

吴江 译 周磊 刘岗 尹晴 校

参考文献及
推荐阅读

你在刚果一家中型医院担任麻醉医师，某天你要在介入放射科麻醉一名患者。当你到达时，有人递给你一件铅衣和一条甲状腺围脖。你注意到它们都未标明生产日期。

你担心铅衣和围脖可能不能再阻挡X射线辐射。

*你将如何确定它们是否能安全防护？* 虽然一年前就已经订购新铅衣，但至今仍未到货。

## ❓ 解答

检查铅衣有无裂纹，若不确定，可在X线透视下进行检查[1-2]。美国的某些医院，如佛罗里达州杰克逊维尔的梅奥诊所，常规会这样做。

## 👥 讨论

很遗憾，包括美国在内的许多国家并无关于检查铅衣和安全标准的具体指南。事实上，只有联合委员会建议每年检查铅衣，但不提供检查或弃用标准，而是让州政府和医院制定具体的指南[3-4]。

健康物理学会建议，未通过物理检查的铅衣应在X线透视下检查[1, 3]。尽管健康物理学会提出了这些建议，但一些机构的唯一安全措施是每年检查铅衣是否能触摸到裂纹。这种方法不够灵敏，不能检查出小裂纹。这一点很重要，因为当前的辐射安全指南建议，如果铅衣的总裂纹宽度大于15 mm [5]、甲状腺围脖的总裂纹宽度大于11 mm [2]，就应弃用。

强烈建议佩戴个人辐射剂量计，上面会显示总辐射暴露量。然而，在资源匮乏时，可能没有这些物品。

## 📋 建议

坚持所有铅衣都应遵循以下原则：

1.每年通过X线透视检查。

2.注明购买日期和最后一次X线检查日期。

3.为延长使用寿命，应将其挂起，不可随意抛掷，或丢在地上。

4.一定要戴上辐射剂量计。

**译者评注**

麻醉医护不论是在手术室内的骨科手术间还是手术室外的介入治疗、放射治疗、射线诊断等处都有可能接触到人工电离辐射，而辐射损伤作用是具有累积性的。相信大家都有辐射防护的意识，但具体到辐射防护原则和措施还需要有针对性地学习，也需要重视防护用具是否能保护到自己。

# 病例30　一个经鼻气管插管小技巧

参考文献

吴江 译　周磊　刘岗　尹晴 校

　　非洲东海岸坦桑尼亚，你在一家小医院工作。你将接替一位年长的麻醉医师，他也是位德国传教士。他将陪你共事1周，向你展示工作流程，并把你介绍给手术医师、护士和手术室工作人员。

　　你的第一个病例是一名健康的5岁男孩，德国麻醉医师将会观察你的麻醉工作。该男孩6个月前从行驶中的卡车上摔下造成了面部骨骼伤，这次将行面部上颌修复手术。外科医师请求经鼻气管插管（气管导管直接从鼻穿过，向下越过嘴和下巴进入气管），术中手术台还要转180°，他希望气管导管的体外部分不要遮挡头部。

　　尽管有公式可用来计算经鼻气管导管（nasotracheal tube，NTT）所需的长度[1-2]，但你根据自己的临床判断，将气管导管切割到预定长度。你注意到德国麻醉医师正观察你。你告诉他剪裁NTT是为了减少呼吸做功[3-4]。他点头表示同意。

　　你将NTT接头连接到NTT近端。德国麻醉医师再次看着你，你告诉他，若在经鼻插管后再切割NTT，因为切割后的NTT太短，几乎无法握持，很难将接头接到导管。他再次点头，但他问你在置入NTT后，是否有其他方法将NTT接头连接到导管上，然而你并不知道。德国麻醉医师问你是否愿意让他展示，你表示愿意学习。

　　*那么，各位读者，你知道这位年长的麻醉医师会怎么做吗？*

## ❓ 解答

　　麻醉诱导后，德国麻醉医师将一根连接接头的未切割NTT经鼻插入气管。通过喉镜，他观察NTT进入气管，并在辅助通气时通过胸部听诊来确认位置正确。随后，在鼻子外面NTT需切割的地方，用笔做了标记。他从NTT近端断开导管接头后，用手术刀，但表示也可用剪刀，切割NTT，但只切断了管腔的2/3，并未完全切断[5]（图30.1）。然后，通过握住"近端把手"，他将导管接头连接到NTT近端。该"把手"可防止NTT移位，并使其更易接到接头和防止连接时的移位。

　　连接接头时，该方法无须稍向外拔出NTT来获得必要的握持部位。此外，它避免了鼻孔外留存不必要的长度。若NTT太长，可能会无意中扭结，且它在鼻子外的额外长度可能会干扰外科医师。若放置后，判断NTT过长，也可以使用该方法来切短NTT并连接接头。

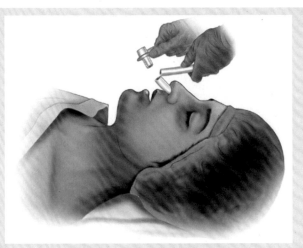

如图所示，通过几乎切断NTT，可用一只手固定NTT的位置，同时用另一只手插入接头。这样的话，在插入接头时，便无须将NTT从鼻腔通道中拔出一点来握住它。此外，该技术可以防止鼻外的NTT过长。

图 30.1

（由JGBU提供）

经鼻气管插管确实会发生创伤性并发症。原因包括过粗的NTT、鼻腔准备不充分、用力过度或反复不成功的尝试。以下是一些成功放置NTT的建议：

1.选择较大的鼻孔。

2.使用柔软的可弯曲材料制成的经鼻导管，如硅胶或乳胶。

3.插管前，确保鼻腔通道已经用血管收缩剂和润滑剂做好充分准备。

4.插管后，当导管向后进入鼻咽部时，应稍微向上方牵拉导管。通过向上方牵拉导管，导管的尖端很可能远离鼻甲。

5.如果插管时阻力较大，不要盲目用力。将导管向上方或下方牵拉可能会有帮助。就我个人而言，我发现稍微旋转一下NTT就可以了。

6.资源有限时，要随时准备接受在这些环境中工作多年的医师的建议/帮助。他们会欣赏你虚心好学的态度。我认为，如果开放心态，他们展示给你的技巧中有70%，你将来都会用到。

📋 **建议**

时刻保持学习的心态。在这个病例中，该技术可以帮助你安全放置"正确"长度的NTT。

## 译者评注

正如这个病例建议里所说的，我们要时刻保持开放的心态向别人学习。高年资医师在各种设备和药物还都没有像现在这么完备的时期，积累了不少经验，其中也不乏一些奇思妙想，很值得我们学习，说不定就会在哪一个时刻，帮助自己脱离窘境。

# 病例31　1例Ⅲ级重症患者

参考文献

白雪 译　俞立奇　刘岗　尹晴 校

印度南部农业区的喀拉拉邦，你在那里的一家由瑞典资助的健康使命医院工作。

一天晚上，因找不到值班的急诊室医师，护士便给你打电话，请你赶紧去急诊室。在急诊室，你看到一名昏昏欲睡的（格拉斯哥昏迷评分为8分）16岁男孩，但可以缓慢地遵循口头指令。患者脉搏40次/分，呼吸28次/分，血压84/52 mmHg，体温正常（37.2℃），无神经功能障碍，瞳孔缩小，对光反射迟钝，无腹痛、多汗或流涎症状。患者母亲告诉你，患者也无发热、头痛、腹泻、呕吐或惊厥。动脉血气显示为低氧血症和代谢性酸中毒合并呼吸性酸中毒。

你问护士觉得这像什么病，以前是否见过类似情况，但这位来自印度北部的护士刚获得资格证，她帮不了你，急诊室的医师也不知去向。

根据以上信息，你认为是什么病：

*1.鉴别诊断?*

*2.可能的诊断?*

*3.建议的治疗方案?*

## ? 解答

1.鉴别诊断：

·阿片类药物中毒。

·有机磷农药中毒。

·氨基甲酸酯类农药中毒。

·有机氯杀虫剂中毒。

·双甲脒杀虫剂中毒。

2.可能的诊断：有机磷农药中毒。

3.治疗：给予阿托品（总剂量4 mg）、解磷定（2 g推注）、多巴胺［5 μg/（kg·min）泵注］。患者心率从每分钟40次增加到100次，瞳孔也恢复正常大小。然而，患者仍然昏昏欲睡。对其行气管插管，接上鸟牌呼吸机（医院里唯一的呼吸机）。患者的血气迅速改善，入院6小时后血压恢复正常，12小时后感觉恢复正常。他在机械通气18小时后成功脱机并拔管，48小时后出院。随访2个月，患者健康状况良好，无任何后遗症。

### 讨论

为保护农作物和防治害虫，有机磷农药在农业中已广泛应用了几十年，在以农业为经济支柱的印度尤其如此。有机磷意外中毒或自杀性中毒屡见不鲜。通过抑制乙酰胆碱酯酶和丁酰胆碱酯酶，有机磷可导致乙酰胆碱在神经末梢和神经肌肉接头处毒性蓄积。有机磷中毒的神经系统表现如下：

1.胆碱能阶段，这是以一系列毒蕈碱和烟碱能受体过度刺激为特征的急性期，该阶段最严重的并发症是呼吸衰竭。

2.中间型综合征，该综合征发生于急性胆碱能危象后，通常发生在有机磷中毒后24 ~ 96小时[1]，其主要特征是颅神经麻痹、颈屈肌无力、四肢近端肌肉无力和呼吸肌麻痹[2-3]。这些症状的恢复可能需要3 ~ 12天[2-3]。

3.迟发性周围神经病变，通常发生在有机磷中毒后7 ~ 21天。最初表现为感觉异常和小腿疼痛，后来可出现严重的神经病变，表现为爪形手、足下垂、持续性肌肉萎缩、痉挛和共济失调等，不影响呼吸肌[3]。

4.慢性有机磷中毒性神经精神障碍。对于有机磷中毒的随访研究表明，可能会出现某些神经行为改变，被称为慢性有机磷中毒诱导的神经精神障碍。其临床表现包括困倦、意识模糊、昏睡、焦虑、情绪波动、抑郁、疲劳和易怒。此外，也可能出现肌张力障碍、精神分裂症状、齿轮样强直、舞蹈徐动症和脑电图异常等变化[3]。

请注意，在印度，双甲脒（amitraz）等药物也可用来治疗狗和牛的体外寄生虫病[4-11]。若双甲脒中毒，可能误诊为有机磷/氨基甲酸酯中毒[6]。这是因为双甲脒中毒与有机磷中毒有几个共同的临床症状（瞳孔缩小、心动过缓和低血压）。双甲脒中毒，支持治疗便已足够。

### 建议

当在遥远的地方生活和工作时，可能会遇到未曾涉足的疾病或中毒。不要自以为是，应向所有能提供帮助的医务人员寻求帮助，需不耻下问。

## 译者评注

病例中有机磷中毒相关的内容大家比较熟悉，但鉴别诊断中的其他药物中毒可能比较陌生，这里稍微解释一下，氨基甲酸酯类农药中毒表现与有机磷农药中毒类似，症状相对较轻，阿托品是其特效解毒药，禁用肟类胆碱酯酶复能剂。有机氯杀虫剂中毒症状发生的时间和严重程度，根据毒物的种类、剂型、剂量和进入途径不同而异，一般在30分钟到数小时内发病，主要累及神经系统、肝、肾及心脏，尚无特效解毒药物，主要是积极采取综合措施急救。双甲脒杀虫剂中毒解毒时应去除毒物，皮肤污染时可用清水或肥皂水彻底清洗。误食引起的中毒，应立即进行催吐、洗胃和导泻，洗胃液一般用2%的碳酸氢钠或1∶5000高倍的高锰酸钾溶液。其次可以服用解毒剂，患者出现发绀可以用5%的葡萄糖注射液40~60 mL，加维生素C 1~2 g静脉注射。

# 病例32 恶性高热

白雪 译 俞立奇 刘岗 尹晴 校

参考文献

非洲南部内陆国家博茨瓦纳，作为一名麻醉医师，你将和医疗团队中的成员在一家健康使命医院工作6个月。除了你，团队成员还有一名手术室护士、一名复苏室护士、一名麻醉科技术员，团队成员中的另一名普外科医师因故延迟3天到达。当你走进医院时，急诊室打来电话，一名6岁男孩〔22 kg、4英尺（约1.2 m）〕因急性阑尾炎入院。他既往体健，未接受过任何治疗。陪伴他的父母非常忧虑地告诉你，他们另一个孩子于一年前在全身麻醉中去世。据说是死于高热。你告诉他们，听描述像是恶性高热，虽然很危险，但你知道麻醉时如何避免。患儿被送进手术室，你沮丧地发现没有"干净的麻醉机（未进行过吸入麻醉的麻醉机）"，也没有能正常使用的麻醉气体分析仪。你给麻醉技术员打电话，让他把带来的麻醉气体分析仪送来，但很遗憾，他说两个麻醉气体分析仪都摔坏了，只能希望在24小时内能修好它们。因可能含有卤化麻醉剂，医院里唯一的呼吸囊和T型管也不能使用，由于未找到合适的现成导管，你放弃了制作T型管（Mapleson E或Mapleson F）的想法。仅有的一位外科医师非常年轻，他说不能在无肌松情况下手术（译者注：患儿年龄较小，椎管内麻醉可能不配合，而使用肌松药后，只能气管插管控制通气，但现有的通气设备都可能含有诱发恶性高热的卤化麻醉剂）。你意识到，现在唯一的选择是先静脉预防性注射丹曲林2 mg/kg，在肌松后使用麻醉（呼吸）机给患者通气，你对自己没有携带一个轻便的T型管感到懊恼[1]（图32.1）。

你想过（通过高流量新鲜气体）将卤化麻醉剂从麻醉机里冲洗出来，但这可能需要几小时，所以并不可行。

*1.你还有什么能让我们使用麻醉机的建议吗？*

*2.你有什么快速配制丹曲林溶液的诀窍吗？*

*3.恶性高热，还有其他治疗方案吗？*

## ❓ 解答

1.活性炭（快速苏醒装置，型号QED-100，制造商：Anecare，Salt Lake City，UT，USA）已被用于有效清除残余麻醉气体[2-4]。在该病例中，使用QED-100吸附了30分钟。随后用丙泊酚和罗库溴铵进行麻醉诱导。采用静脉注射丙泊酚、瑞芬太尼和哌替啶维持麻醉。用空氧混合气通气。手术顺利，2天后患儿出院回家。

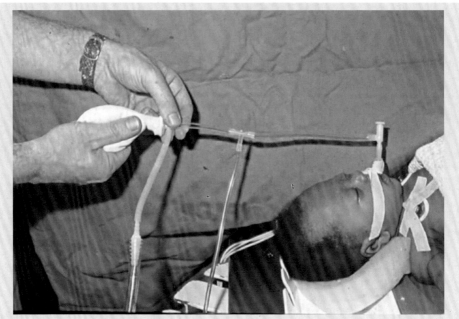

Sampson小儿回路，看起来像一个T型管（Mapleson F），但未在储气袋的远端开口，而是在储气袋的近端接一个三通管，该管连接到被动吸气装置上，通过该管可将麻醉废气排出手术室。显然，此回路阻力较高，用于自主呼吸通气只能持续几分钟。

**图32.1**

（由JGBU提供）

2.一定要记得把配制丹曲林粉末的液体加热，否则需要很长时间来溶解丹曲林粉末。

3.恶性高热的另一种治疗方法，是选择丹曲林纳米混悬液（Ryanodex）[5]。Ryanodex可以快速配置给药，1瓶药量就足够成年人使用，相当于9瓶普通丹曲林。我们发现，成年人在相同剂量下，使用Ryanodex比丹曲林起效快28倍[5]。由于丹曲林延迟给药可能会增加致残率和致死率[6-7]，因此Ryanodex是更好的选择。

### 讨论

1979年，时任斯坦福大学助理教授的Jay Brodsky博士首次超脱说明书适应证，使用丹曲林治疗人类恶性高热[8]。在这之前，麻醉科住院医师Cliff Friesen博士和骨科医师Michael Dillingham博士只是在猪身上进行了丹曲林治疗恶性高热的研究[9-10]。1979年，作为肌松药，丹曲林人类适应证仅用于脑瘫患儿。

📋 **建议**

当前往遥远的地区进行麻醉时，一定要带上自己的"装备"：一根探条（既可用于成年人也可用于儿童）、使用最顺手的喉镜（装好电池）、一套喉罩、一个干净的Samson小儿麻醉组件或T型管[1]，以及用于全凭静脉麻醉的一些Mini Bifuse 2对1给药套装（Smith Medical ASD，Inc.，Dublin，OH 43016）。

同时，请牢记：即使在遥远的地区，患者也可能出现恶性高热（译者注：原文如此，推测应为"无论身在何处，包括遥远的地方，患者都可能出现恶性高热"），所以要做好准备，我强烈推荐备好Ryanodex。

💬 **译者评注**

卤化麻醉剂是一种吸入麻醉剂，主要包括氟烷、异氟烷、恩氟烷、地氟烷和七氟烷等。当恶性高热的易感个体接受氟烷类麻醉剂时，这些药物可以触发肌肉的异常痉挛和高热，导致心律失常、高体温、代谢酸中毒等。若不及时干预，恶性高热可危及生命。全身麻醉下儿童恶性高热的发病率高于成年人，男性多于女性。恶性高热多发生于合并先天性疾病如特发性脊柱侧弯、斜视、上睑下垂、脐疝、腹股沟疝等的患者。因此，在使用氟烷类吸入麻醉剂时，医务人员需要特别关注患有恶性高热家族史的患者，以及那些可能患有这种遗传病的患者。预防措施包括在麻醉前进行家庭史询问，监测患者的生命体征，以及准备好应对恶性高热发作的药物和设备。在诊断为恶性高热发作时，需迅速停止使用氟烷类麻醉剂，同时使用特定的药物（如丹曲林）来对抗痉挛和高热。去极化肌松剂琥珀胆碱亦可能诱发恶性高热，也需警惕。

# 病例33 气囊漏气试验的辅助方法

参考文献

白雪 译 俞立奇 刘岗 尹晴 校

哥斯达黎加的一家大医院内，你刚完成一名50岁女性患者（5.6英尺，95 kg，ASA Ⅱ级）开腹肾切除术的麻醉。术前已置入动脉导管测压，全程生命体征稳定。同时也对呼气末二氧化碳分压和体温进行了监测。原定1小时便可结束的手术，因外科问题，已持续了7小时。由于患者大部分时间都处于头低足高位，手术结束时，其面部和颈部非常肿胀。尽管外科医师认为没有问题，但你不想拔气管导管。外科医师告诉你，仅有两张床的ICU已住满，所以他想知道术后患者安置在哪里机械通气才合适。

你理解外科医师的担忧，决定进行漏气试验。过去，漏气试验是在给封闭的气管导管套囊放气并阻塞气管导管后，（在口咽部）听诊呼吸音，但你发现在口腔听诊是否有可闻的漏气声十分困难[1]。你尝试套囊漏气量测试（套囊放气时吸入潮气量和呼出潮气量之差），已有研究建议将该方法用于定量预测拔管后的结果[2]，但你还是不能确定该患者能否可以安全拔管。

*你能想到其他方法来确定是否可以安全地拔出气管导管吗？*

## ? 解答

可以断开患者呼吸回路中的二氧化碳/麻醉气体采样管，用此采样管来"嗅"口腔，确定口腔中是否有呼气末二氧化碳[3-4]，类似使用采样管的"嗅探技术"，已用于检测泄漏回路外蒸发器的泄漏[5-6]。

## 讨论

在口腔或口咽部测量二氧化碳可能是漏气试验的辅助方式。若漏气试验和"嗅探"试验结果不明确，则应在拔管前，在气管内放置一根橡胶弹性探条或Aintree导管（Cook Incorporated，Bloomington，IN），这样在无须喉镜时即可快速重新插管[7]。若原来的气管导管≤6号，我便不会考虑给患者拔管。我会选择在麻醉恢复室（post anesthesia care unit，PACU）或手术室给患者通气。如果PACU中没有可用的呼吸机，则在能安全拔管前人工辅助通气。资源匮乏时，很多时候，我们不得不为这样的患者人工辅助通气24～36小时。

如果ICU有空床，则可将插管和通气的患者送到那里。若外科医师管理ICU，他可能会选择拔管，但毫无疑问，他要为患者的健康负全部责任。

📋 **推荐**

记住，"嗅探技术"是气囊漏气试验的辅助方法。

💬 **译者评注**

　　个人对于"用采样管在口腔或咽喉部测量二氧化碳"的方式是否能够奏效还是持怀疑态度，想象一下，在嘴巴张开的情况下，采样管放在咽喉部，即使有漏气，也可能因为量少并散发，采样管也同样采集不到。在工作过程中虽然尚未遇到过上述类似病例，但是漏气试验及换管导丝都使用过，还是可以解决一些问题，推荐大家掌握这些方法。

# 病例34 1例支气管镜检查意外

参考文献

白雪 译 俞立奇 刘岗 尹晴 校

你在孟加拉国首都达卡以北300英里（车程需9小时）的一家小医院工作。

一名29岁男性患者因气管内异物入院。他虽呼吸困难，但仍能呼吸，血氧饱和度97%，生命体征平稳，气道评估是一级。由于医院里没有耳鼻喉外科医师，你决定亲自动手。由于患者和家属都不确定异物的种类，如病例28中所提到的，如果它是一颗花生，那便是紧急情况。花生是有机物，会吸水膨胀，可能导致突发性完全性气道梗阻[1]。你打算先做吸入诱导，然后在患者自主呼吸的情况下放置支气管镜。由于放置支气管镜的经验有限，你决定使用喉镜来识别气管入口，该方式你十分熟练。

你要求行支气管镜检查，很高兴可观察到镜子的尽头有一束光。然而当你透过目镜观察时，却什么也看不见，目镜是暗的，有人告知几天前对目镜进行过高压蒸汽灭菌。

*医院里没有其他的目镜了，现在你要怎么办？*

## ❓ 解答

麻醉诱导前，吹了一下目镜，发现两只死蟑螂在另一端"全速飞出"[2]。

## 👥 讨论

这件事是我亲身经历[2]。清理干净支气管镜后，检查很顺利，用长钳轻松取出一小块金属。

曾有其他研究者在连接患者气管导管的呼吸回路中观察到有活蟑螂活动[3]。此外，也有蛔虫造成喉罩（laryngeal mask insertion，LMA）放置后阻塞的相关报道[4]。

1980年前，所有的气管导管都是由红色橡胶制成的，经过高压灭菌后可重复使用，建议使用气管导管前务必要检查其通畅性。在非洲，我偶尔会在红色橡胶气管导管里发现死蟑螂或其他害虫。另外必须检查气囊，看看气囊是否漏气，记住还要检查充气后导管气囊是否已疝入导管腔内[5]，在我使用红色橡胶气管导管时，导管气囊疝入导管腔内经常发生。请注意，在物资匮乏的地区，一次性聚乙烯醇材料所制物品经高压灭菌后重复使用很常见，这将导致聚乙烯醇变软，充满空气的气囊可能会向内疝入气管导管的管腔内。是的，你没有看错，气管导的气囊会疝入导管腔内[6]。最后，如果你在物资匮乏的地区看到红色橡胶气管导管，不必感到惊讶。

### 📋 建议

当你在害虫流行的地区工作时，检查类似于硬支气管镜类的高压消毒麻醉用品很重要。

### 💬 译者评注

高压消毒过的器械蟑螂横飞，这样的画面都不敢想象，想必国内的任何一家医院都绝对不会允许这样的事情发生，估计也只有参与过"援非"的医师才能深有体会。虽然有幸入华夏，但是本病例也提醒我们，在工作过程中，对自己将要使用到的器械物品进行检查是必不可少的，规范地进行检查及操作，是保证患者安全的前提。

病例35　资源有限时，做研究要注意什么？

参考文献

白雪 译　俞立奇　刘岗　尹晴 校

　　作为一名正处于悠长假期中的美国学术型麻醉医师，你已在埃及南部开罗大学一家非常繁忙的附属医院度过了6个月［译者注：按照犹太教的律法要求，每周的第七天停止工作、安心休息，称为"安息日（Sabbath）"。同样，每七年的最后一年也应该停止栽种庄稼，让土地休息。这一年就被称为Sabbatical Year（安息年）。从19世纪末期开始，西方一些大学借鉴"安息年"的做法，每七年为教师提供一次为期一年的长假，这个长假就被称为Sabbatical，是Sabbatical Year（安息年）的缩写。所以这个学术型麻醉医师才有这么长的假期，虽然这位麻醉医师正在休假，但他选择在一家繁忙的医院工作，可能是因为他希望利用这个机会来学习和体验不同的医疗环境和实践。这种经历可能会提供新的视角和理解，有助于他在自己的专业领域中进行更深入的研究和学习。此外，他也可能是出于对帮助有需要人群的热情，选择在休假期间继续工作。这是一种个人选择，每个人的动机和目标可能会有所不同］。开罗大学的麻醉住院医师们到此医院轮转1个月。一位好学的麻醉住院医师询问你是否可用本院数据库来尝试回答一个简单的临床问题。他想要回答的问题与全身麻醉诱导后低血压的预测有关。该住院医师建议从数据库中提取所有诱导后低血压的数据，并分析可能的相关因素。

　　他问你：

　　1.需要书面方案和（或）研究计划吗？

　　2.需要伦理审查委员会（Institutional Review Board，IRB）批准吗？

　　3.这个问题重要吗？

　　4.你对回顾性研究有什么看法，因为他听说过一些"负面"信息。

　　5.关于数据库中数据的可靠性，你有什么看法？他也听到过一些"负面"信息。

　　*你如何回复？*

❓ 解答

　　1.为使研究概念化（译者注：构建和规划研究项目的过程，包括确定研究的目标、方法、数据收集和分析策略等），书面的研究计划是必需的。详尽的计划对实现研究目标至关重要[1]。在本研究中，确定导致低血压的独立相关因素很重要，如药物、剂量、患者的病情等。

2.联系开罗大学伦理委员会和（或）医院伦理委员会，来确认医疗记录（病历）系统性回顾分析是否可"免除伦理审查"。如果该住院医师使用"隐去患者个人身份信息"的匿名数据做医疗记录（病历）系统性回顾分析，该研究很可能会免于伦理审查。若数据库不能提供"隐去患者个人身份信息"的匿名数据，则必须得到伦理审查委员会的批准。

3.该住院医师提出的研究可能适合在为住院医师举办的学术会议和（或）年度学会大会上做一个摘要。如果研究有足够的统计效能[2-5]，也可能会被同行评审的期刊所接受，文献中有这样的例子[2-5]。除此之外，若该住院医师要开始此研究，为避免统计效能不足，他应该寻求统计学家的帮助，还必须明确低血压的标准，包括血压下降多少、持续多久、哪些患者（纳入和排除标准）等。

4.所有回顾性研究都有其固有问题，从数据输入到已知和未知的偏倚，同时还存在因缺乏（对混杂因素的）控制措施而无法进行因果关系评估。医疗记录（病历）系统性回顾分析还可能受疾病预后严重度和患者病情严重度的偏倚影响[6]。Silbert等[7]指出，即使是最好的回顾性研究也只能提供3级证据。回顾性研究的结果通常表明需要前瞻性随机对照研究验证[1]。这项回顾性研究不会直接回答研究问题，连短时间的低血压是否有意义也无法回答。不同于前瞻性研究，回顾性研究结果永远不能确定因果关系，只能确定相关性。另外，还有数据缺失、未纳入的协变量和信息编码错误等问题，都会导致不可靠的结论。当组间差异很小时，尤其如此[1]。

5.使用大数据完成的研究，若数据录入错误、对照标记错误等，均可能导致错误支持发表的结果。数据越多，责任越大[8]。

6.不要将自己的研究论文提交给掠夺性期刊或非同行评议期刊[9-11]，这样的期刊大约有2000种。有一些是合法的，但更多的是欺诈性的，只要付费便可发表任何东西。在这些期刊上发表论文对住院医师来说并无益处。

### 建议

必须始终牢记回顾性研究固有的问题。为得到足够的反馈，书面的研究计划和向同行呈报是必要的。如果确实要开始类似研究，要确保有足够的统计学效能。同时，也要咨询当地的伦理委员会，看看是否可以伦理豁免[1]。

**译者评注**

　　对非研究生学历的麻醉同行来说，规范地进行医学研究是一大难题，其中包括不清楚研究类型、缺乏统计学知识、小型医院未设立伦理审查委员会等，即便有心做研究，也会被这些问题劝退，因此国内有大量的病例资源，但是少有高质量的研究。好在目前网络发达，研究者可以通过网络学习相关的知识，让医学研究变得不那么遥不可及。另外，研究者一开始应该与有经验的同行合作，可以获得宝贵的指导和支持。研究者在开始相关研究之前，需要明确研究的大致流程，首先应大量阅读自己感兴趣的相关领域文献，提出研究问题，然后制订研究计划，收集数据及分析，最后撰写论文。

| 病例36 | 资源有限时，硬膜外泵分娩镇痛要小心 |  参考文献 |

白雪 译　俞立奇　刘岗　尹晴 校

西非海岸塞拉利昂，你在当地一家小医院已工作了3个月。该院的产科非常忙碌，每年接生约6000余人。这里通常使用硬膜外麻醉，但没有硬膜外镇痛泵。一位海外麻醉科同事给你邮寄来一个用过的硬膜外镇痛泵（Painsmart IOD，型号360-1101，Curlin Medical，Huntington Beach，CA 92649）。你决定给下一个要求硬膜外分娩镇痛的产妇使用该泵。不到1小时，一名22岁产妇（70kg，5.8英尺）要求进行硬膜外镇痛。她已生过3胎，以前硬膜外镇痛无任何问题。既往无相关病史，无手术史。顺利置入硬膜外导管，开始以8 mL/h的速度持续输注0.2%罗哌卡因。患者自控硬膜外镇痛（patient-controlled epidural analgesia，PCEA），剂量设定为6 mL/30 min。你正在使用新到的泵，硬膜外泵被挂在高于产妇心脏水平10英寸（30 cm）的输液架上，这是你在挪威本土的常规做法，以便工作人员不必弯腰对泵进行设置。3小时后，产妇顺利分娩了一个健康的男婴。会阴侧切缝合后，你用法语嘱咐护士关掉硬膜外泵（你精通法语），患者共用罗哌卡因40 mL。半小时后，产妇没有双下肢运动障碍，她对硬膜外麻醉很满意，表示衷心感谢。由于她同意在当天晚些时候结扎输卵管，所以硬膜外导管留在原位，但如前所述，已关闭了镇痛泵。

2小时后，你被紧急叫到产妇床边。产妇现在主诉双下肢完全不能运动，并有感觉障碍，经测感觉神经阻滞平面已到$T_8$。她和她的丈夫正焦急地看着你。

你确认已经关闭了硬膜外泵，但你注意到泵内的60 mL注射器是空的，本应还剩下至少20 mL药液。你摸了摸泵的底部，看了看泵下面的地面，但未看到泵漏液的迹象。

*你会怎么做？你认为发生了什么？*

? 解答

首先，要安慰产妇，告诉她会没事的。

接下来，经观察，可发现来自硬膜外泵的输注导管仍然连着硬膜外导管，而硬膜外导管的另一头仍在产妇体内。

随后，断开硬膜外泵输注系统与硬膜外导管的连接，并将硬膜外导管完整地从产妇体内取出。再次安慰产妇，并持续监护，6~8小时后，产妇完全恢复。

经此，可怀疑泵在关闭后仍然会输送液体，将泵放在工作台上进行观察，结果证实了猜测（Omid Khodadadi，个人交流，2009）。在检查泵时，可发现硬膜外输注泵的可压缩部分位于一个传送带上，该传送带的表面有推进的突起。当关闭泵时，这些突起会堵塞管道较软的部分，从而切断药流。若突起不能完全阻断药流，由于静水压力，注射器仍然可以流空。注射器离工作台越高，流速便会越大。由此可得知导致问题的真正原因是正常的磨损和（或）粗心管理造成的损坏。多数情况下，我们无法预知输液泵会在何时出故障[1]。

此刻，可向产妇解释，似乎是硬膜外泵的问题。即使已关闭泵，由于静水压，它仍然将局部麻醉药注入体内。

📋 **建议**

记住，当你要求关闭硬膜外泵，但未拔出硬膜外导管时，应该让护士立即断开输注系统与硬膜外导管的连接，但作为麻醉医师，最好还是亲自操作。

💬 **译者评注**

航空界有个关于飞行安全的"海恩法则"：每一起严重事故的背后，必然有29次轻微事故和300起未遂先兆及1000起事故隐患，而麻醉医师的工作通常被比拟为"开飞机"，因此患者安全对于我们至关重要，需做好以下几点：

·遵循麻醉安全指南：遵循国际和国家麻醉安全指南，以确保麻醉管理的最佳实践。

·定期检查设备：确保使用的麻醉设备和监测设备都处于良好的工作状态，进行定期的维护和校准，避免设备故障或不准确的测量结果。

·仔细核对患者信息：在麻醉前，核对患者的身份、手术部位和手术程序，以确保患者接受了正确的手术。

·适当的药物管理：确保正确计算和给予麻醉药物的剂量，监测麻醉深度，并避免药物过量或不足。

·监测和维护呼吸道：麻醉期间需要密切监测患者的呼吸和氧合情况，以及气道的通畅性。保持呼吸道通畅，及时处理呼吸困难或气道堵塞的情况。术中持续监测患者的生命体征，包括心率、血压、呼吸频率和意识状态，以及排尿情况。

·紧急情况准备：确保医疗团队熟悉处理可能发生的紧急情况，如心脏骤停、过敏反应或气道问题，以便迅速采取行动并拯救患者。

·有效的沟通和团队协作：确保医疗团队之间的有效沟通和协作，共享关键信息，避免信息的遗漏，以提高患者安全。

# 病例37　这可能是件严肃的事

参考文献

白雪 译　俞立奇 刘岗 尹晴 校

　　毛里塔尼亚南部的一家小医院，你在那里担任麻醉医师，医院手术室的东西都很陈旧。某天，你要为一名8岁女孩的扁桃体和腺样体切除术实施麻醉，一名新来的麻醉护士分配到你的团队，当天是他工作的第一天，你要培训他进行简单的麻醉工作。

　　平稳诱导后，你按压环状软骨以便麻醉护士插管，麻醉护士气管插管后，为方便手术操作，需旋转手术床90°。

　　你站在患者右侧，从Y接头处断开了气管导管的连接，并和站在手术床头的麻醉护士用流利的英语交流着，告诉他旋转手术床。然而，他并未走到患者的右侧来抓住手术床的中间，而是依然站在手术床头的位置。随后，他开始拉动手术床头的扶手，试图90°转动手术床。

　　*你应该担忧吗？*

## ❓ 解答

　　当然，你应该担忧。在许多资源匮乏的手术室，为使这些手术床可用于各种手术，手术床上有一个可拆卸的头部配件（头板）。

　　头板的下方用螺钉固定，保证头板安全到位。但若螺钉未拧紧，那当拉动连接到手术床上的扶手时，头板可能会掉落，导致患者头部急剧后伸。这可能会造成暂时或永久性的瘫痪。我见过头板从手术台上掉下来的情况，但本病例中，我们及时防止了患者头部落于危险的位置。

　　因此，绝不能通过拉动手术床的头板来旋转手术台，而应该从侧面扶手推动手术台旋转。当手术床旋转90°后，通过从侧面拉或推，可以促使手术床靠近或远离自己。

## 👥 讨论

　　若这种情况发生在你身上，必须迅速将患者的头部恢复到正常位置。扶着患者的头，让别人把头板重新插进去，并确保头板的固定螺钉已拧紧。可以在患者麻醉状态下进行颈椎和上胸椎X线摄片，之后，应唤醒患者，以确定其四肢活动是否正常。如医院有神经外科，最好请神经外科紧急会诊。若没有，无论如何，你应该向患者和家属解释为什么取消了这次手术。

本病例中，神经外科医师排除了严重损伤的可能性后，患者被再次麻醉。这张已经用了40多年的手术床，有一颗螺钉不见了，还有一颗非常松动，因此换了另外一张手术床。手术无任何意外，过程也很顺利。Szmuk等的论文中已经讨论过该问题[1]。

值得注意的是，大多数手术床制造商不建议只抓住头板移动手术床，除考虑到可能会发生颈髓损伤和头部创伤外，也可能意外拔出气管导管。

物资匮乏的地区，可能会配置部分手动液压手术床，通过踩脚踏板泵气来升高手术床，通过将脚踏板完全踩到底来降低手术床，然而有时手术床也会不听使唤。有一次我在这种手术床上麻醉了一位患者，外科医师和助手都很矮小，他们要求降床。我将脚踏板完全踩到底，手术床非但未下降，反而上升了。我又完全踩到底，床又升高了。我愚蠢地提议踩踏板向上升高手术床到最高点，随后它会松开并降下来，但并非如此。最终，这两位外科医师不得不站在凳子上手术，但凳子形态各异甚至可以旋转。那场面十分奇特，还好患者平安无事。

📋 **建议**

永远不要抓住头板来移动手术床。

每台手术前，最好检查一下手术床是否正常。

💬 **译者评注**

麻醉工作中注重细节的重要性不可低估。麻醉医师和麻醉护士负责确保患者在手术或其他医疗程序中安全无虞地接受麻醉。任何细微的错误或疏忽都可能导致严重的后果，包括生命危险。因此，确保每一个细节都得到仔细的处理至关重要。相信很多医院内，手术床的移动，以及患者体位的摆放可能主要是由巡回护士管理，多人进行操作，但作为手术团队，每一个人都要为患者安全负责。麻醉专业人员必须具备处理各种应急情况的能力，包括快速而精确地采取行动，以确保患者的安全。总之，麻醉工作是一项极其复杂和敏感的任务，细节的注意和精确性对患者的生命和健康至关重要。在这一领域工作的专业人员必须时刻保持高度的警惕，并确保每一个细节都得到妥善处理。

# 病例38　术中发热

白雪 译　俞立奇　刘岗　尹晴 校

参考文献

你于3周前抵达非洲东海岸桑给巴尔的一家健康使命医院，并成为这里唯一的麻醉医师。这一晚，因胎儿窘迫，一位18岁初产妇将在全身麻醉下行紧急剖宫产，你为其进行麻醉。术前检查正常，无发热。她否认既往对麻醉有不良反应，家族成员中没有任何人对任何药物过敏。

用硫喷妥钠250 mg和琥珀胆碱100 mg常规快速诱导后，3分钟内娩出一名健康婴儿。胎盘取出后，静脉注射催产素5 IU，随后开始输注含有20 IU催产素的500 mL生理盐水。麻醉维持用70%的氧化亚氮和0.6% vol的氟烷，给予阿曲库铵12.5 mg，哌替啶100 mg。20分钟后，感觉患者发热，腋温39.0℃。你没有其他办法来测量体温，随后体温升至40.5℃。在外科医师的要求下，静脉注射了1 g青霉素。患者的血压稳定在110/70 mmHg，但持续性心动过速，120～130次/分。无肌肉僵硬，也无二氧化碳分析仪。50分钟后手术结束。拮抗残余肌松药后，患者恢复自主呼吸，但仍无意识，除心动过速和发热外，生命体征平稳。患者送入恢复室。由于处于疟疾流行区，你考虑可能是疟疾，但你的桑给巴尔籍麻醉技师提醒你，患者术前疟疾筛查结果为阴性。医院未备有丹曲林，但2～3小时能送达。

*你现在要做什么？等丹曲林还是……*

## ❓ 解答

按照疟疾开始治疗，将600 mg奎宁加到500 mL 5%葡萄糖注射液内静脉滴注[1-2]。

## 👥 讨论

在恢复室，用冷液体静脉输液和浸泡过冷水的毯子为患者降温，几乎没有效果，但开始使用奎宁的3小时内，患者体温降至38℃，意识逐渐恢复。在恢复室里拔管，并转到监护病房过夜（译者注："stepdown unit" 是指一种医院内的特定医疗部门或病房，通常用于对病情稳定但仍需要密切监护的患者进行护理。这种病房比普通病房监护更多，但不及ICU。患者可以在这里接受持续监护，例如定时监测生命体征、药物管理及其他医疗护理，直到他们的病情稳定并且可以转移到普通病房进行进一步治疗或康复。stepdown unit通常是为了提供介于ICU和普通病房之间的医疗服务）。随后实验室检查证实患者患有间日疟原虫疟疾。5天后，她带着健康的宝宝出院了[2]。

我们的病例[2]与Amanor-Boadu和Mohammed之前报道的[3]病例一致，他们指出："麻醉和手术的免疫作用，可能将潜伏或静止的寄生虫病变为术中或术后的活动性感染。"此类疑难诊断病例此前已有报道[3-5]。

约在1973年，在德班的ICU，我们也遇到过类似的疑难诊断病例，一名产妇在外院剖宫产，产下健康的婴儿后转来，转院的原因是术后肺炎，转诊医师认为她可能需要机械通气。剖宫产术中，她输注了2个单位的血。在入住ICU时，我们注意到她有高热，每天还约有2次高峰。患者未去过疟疾地区，但入住ICU 32小时后，我们诊断她患有脑型疟疾，由于诊断延误，她不幸离世了。后来发现，她在外医院输注的其中1个单位血，来自一位未经筛查的家庭成员，这位家庭成员曾去过莫桑比克，感染了恶性疟疾，并在献血不久后去世。

### 建议

这些病例提醒在疟疾流行地区工作的麻醉医师，疟疾是一种常见病。在这些地方，术中或ICU发热的原因可能是疟疾。

### 译者评注

我国是非疟疾流行国家，因此大家对于疟疾比较陌生，但随着出国工作、学习、旅游的人越来越多，我们也应该了解并掌握艾滋病、疟疾、结核病、霍乱、黄热病、埃博拉病毒、沙门氏菌感染等传染病的相关知识。对于特殊病例，应仔细询问病史，包括是否曾去过传染病流行国家，有无接触史等。病例中出现了疟疾的典型症状如高热、寒战、头痛、肌肉疼痛等，对于怀疑疟疾的病例，可进行疟原虫血液检查，通过显微镜观察患者的血液样本，以确认是否存在疟原虫感染，这是最可靠的诊断方法。除了疟原虫检查，还可以进行其他相关的实验室检查，如血常规、肝功能、肾功能等，以评估患者的整体健康状况。在某些情况下，可以使用快速诊断试纸来检测疟原虫的存在，这种方法可以提供快速的初步诊断结果。

# 病例39　重症肌无力

肖可 译　尹晴　刘岗　吴江 校

参考文献

在秘鲁的一个中型医院，你被安排给一位9个月前诊断为重症肌无力（myasthenia gravis，MG）的52岁男性患者麻醉，他当日拟行颈部探查术。在术前等待室，你访视了患者，他体重68 kg，身高5英尺9英寸（译者注：175.26 cm）。患者自述，1周前，利马的神经科医师给他增加了溴吡斯的明剂量，相对上周，感觉这周无力要轻一些。患者无眼睑下垂和（或）复视，否认吞咽困难，且交谈中也未发现语言障碍。1周前尚未上调溴吡斯的明剂量时，患者在利马做了肺功能检查。不出所料，各项指标降低，但尚可接受。除此之外，患者无其他健康问题。你嘱患者咳嗽，发现他咳声低弱。该手术预计3小时，你本打算行无肌松麻醉，但初级外科医师（译者注："初级外科医师"通常指的是处于专科培训阶段的医师，他们已经是合格的医疗从业者，但仍在接受进一步的专科培训）坚持需要肌松。据你所知，医院只剩一张配备呼吸机的ICU床位。

问题：

*1.你忧虑吗？如果是，为什么？*

*2.是否还有其他问题要询问患者？如果有，是什么？*

*3.对所有准备外科手术的MG患者，你必须预测的三个变量是什么？*

## ❓ 解答

如果外科医师坚持要求肌松，我会拒绝在该医院为此患者麻醉。只要可能对患者造成伤害，不论阻力多大，我们都要勇于说"不"。我在德班的爱德华八世国王医院工作过，该医院是当地所有MG患者的手术中心。德班地区有一个庞大的潜在MG手术患者群体，我见过许多这样的病例，最后都在无肌松的麻醉下完成了手术。

## 👥 讨论

MG是一种自身免疫性疾病，其特征为免疫系统在神经肌肉接头处产生烟碱型乙酰胆碱受体的抗体。这破坏了大部分突触后膜乙酰胆碱受体，从而引起骨骼肌无力。该症状随活动加重，休息后可改善。

1.切记，MG患者呼吸肌力下降。若患者咳嗽能力下降而无法清除呼吸道分泌物，便需要高度关注。因此，对咳嗽无力须非常重视，若患者术后不能咳嗽，则有分泌物潴留致肺炎的风险。当患者术后发生不能咳嗽的情况，则可能需要较长时间的带管通气和清理气道分泌物。有证据显示，一旦术后带管通气，那么患者很难安全撤机拔管。因此，基于以上信息，必须取消该手术，将患者转回其神经科医师处，并推荐他到秘鲁常做这类手术的医院接受手术。

2.即使患者近期调整用药，自述感觉良好，也需要询问他是否有溴吡斯的明服用过量的表现，如腹泻。这非常重要，因为新发腹泻可能表明患者服用溴吡斯的明过量。抗胆碱能药物过量引发的肌无力可能悄然而至，让你防不胜防。切记药物过量导致的肌无力可能会误认为重症肌无力的本身症状。胆碱能危象可发展至患者需要依赖机械通气。该病例中，患者的神经科医师1周后回电，认同患者溴吡斯的明服用过量。

3.对所有准备全身麻醉的MG患者，有以下三个变量需要考虑：

·术前用药。是否已最佳？

·疾病所致的肌无力。呼吸肌无力和延髓麻痹可能使患者术后有误吸风险。患者能抬头离开枕头吗？能有效咳嗽吗？肺功能检查必不可少，且必须根据患者当前用药进行检查。术前可做Snyder火柴试验——让患者拿着一根燃烧的火柴/蜡烛，距离8~10英寸（20~25 cm），观察能否噘嘴吹灭火焰。

·外科医师对肌松的要求。若外科医师能无肌松条件下手术，那就不要用肌松药，但像脑弹簧圈植入这类手术要求充分肌松，因为这类手术，患者任何体动都可能危及生命。

还需意识到，即使是所谓"已治愈的"肌无力患者，也该假定其对神经肌松药敏感[1-2]。

## 📋 建议

麻醉重症肌无力的患者前，必须满意地解答以下问题：咳嗽是否充分、用药是否达到最佳和手术是否需要肌松。

**译者评注**

　　对于重症肌无力患者的全身麻醉手术，在术前访视时把握呼吸肌力、术前治疗用药和手术对肌松的需求这三个关键问题，不仅可以指导麻醉医师制定合理的麻醉策略，更能规避术后延迟拔管的风险。在麻醉药物的选择中，应尽量保留患者自主呼吸，避免使用诱发呼吸抑制的麻醉药。值得注意的是，一例MG患者全身麻醉MRI后发生肌无力危象的报告中，研究者认为其用于麻醉维持的七氟烷可能是诱发肌无力危象的原因。此外，即使是已治愈的MG患者，在麻醉时仍应将其看作对非去极化肌松药敏感，减少该类药物用量。最后，为MG患者的手术安全保驾护航，需要多学科的通力合作，必要时请神经内科会诊，通过药物将MG控制在最佳手术状态，以降低术中肌无力危象及术后各类并发症的发生风险。

# 病例40 一个悲惨的病例

参考文献

肖可 译 尹晴 刘岗 吴江 校

你在西撒哈拉的一家小型医院工作,这天不是你值班,但凌晨4点麻醉科同事从医院打来电话,向你讲述了他的悲惨故事:

约2小时前,我对一名16岁的紧急剖宫产初孕妇(80 kg,ASA Ⅰ E级)进行了麻醉。我们当时在1号手术室,你也知道,我们的两个手术室只配备了最基本功能的麻醉机(见病例4),但有管道氧和管道氧化亚氮($N_2O$)。产妇拒绝蛛网膜下隙阻滞麻醉和硬膜外阻滞麻醉。需要注意的实际情况是,因过于紧张,产妇无法耐受氧气面罩吸氧去氮。我嘱产妇口服30 mL抗酸药,随后快速序贯诱导,用药包括甲氧氯普胺、依托咪酯18 mg,琥珀胆碱100 mg,按压环状软骨。顺利将气管导管置入气管后,麻醉维持采用50%氧化亚氮和0.7%氟烷吸入。婴儿一出生便有哭声,出生1分钟Apgar评分8/8分(译者注:Apgar评分的满分是10分,是以出生后1分钟内的心率、呼吸、肌张力、喉反射及皮肤颜色五项体征为依据,每项为0~2分。8~10分为正常新生儿;4~7分为轻度窒息,需积极处理;0~3分为重度窒息,需紧急抢救。不清楚为什么这里满分只有8分,也许他是只评了4项)。分娩后,产妇静脉输注吗啡10 mg,维库溴铵6 mg,氧化亚氮吸入浓度上调为70%,氟烷吸入浓度不变。20分钟后停止吸入氟烷,又过了5分钟给予肌松拮抗,产妇开始自主呼吸,停止吸入氧化亚氮并给纯氧。约3分钟后,氧饱和度监测仪报警,血氧饱和度从100%降至88%,且仍持续下降。血氧饱和度检测仪显示的心率计数与心电图相同,心率从每分钟82次上升到100次。此时我注意到产妇发绀,尽管我们竭尽全力抢救,但还是在20分钟后宣告产妇死亡。

这位同事告诉你,他目前心灰意冷,但耳鼻喉科已经为一个2岁的患儿预约了紧急支气管镜下气管异物取出术。因为过于悲伤,他认为自己无法进行这台手术的麻醉,所以请求你来替他,你同意了。

正当你在1号手术室用含氟烷的100%氧气进行吸入诱导时,患儿迅速发绀,血氧饱和度从95%下降到78%。你停止吸入诱导,改从一个独立使用的高压氧钢瓶给患儿吸100%的氧,患儿苏醒。你决定带患儿去2号手术室,因为你怀疑1号手术室的麻醉机出了问题。在2号手术室,支气管镜下成功取出一粒小纽扣,麻醉顺利。

*你认为这位16岁孕妇悲剧的原因是什么?*

## ❓ 解答

氧气和氧化亚氮管道意外接反了。氧气管道输送的是氧化亚氮，反之亦然。

## 👥 讨论

这个悲剧其实是我的一个朋友在非洲工作时经历的，我是为他辩护的专家证人。他被判无罪，但认定医院有过错。原来是一名维修人员同时对1号手术室的氧气管道和氧化亚氮管道施工。众所周知，这完全违反了操作规范，导致氧气管道与氧化亚氮管道接反。

此病例中，由于未预氧合，麻醉医师未判断出管道接错。这也是所有麻醉医师应该一如既往地预氧合患者的另一原因。资源匮乏时，要么没有氧分析仪，要么氧分析仪因维护不足而无法使用，凸显了预氧合的重要性。

幸运的是，维修人员并未同时切换2号手术室的管路。接手的后一位麻醉医师及时认识到1号手术室的麻醉机存在严重问题，并将患儿转移到2号手术室，顺利完成了麻醉，这一点值得肯定。

意外接反氧气和氧化亚氮管道已极其罕见。为预防这一潜在灾难性事件，实施并普及的多重安全系统非常成功。然而，我们曾报道了一台使用12年的现代麻醉机（Dräger 阿波罗™）发生的气体管道意外接反[1]，该麻醉机在前一天晚上刚刚完成了6年一次的维护服务。在准备麻醉时，它已经通过了标准的机器自检。手动呼吸回路检查时，这台麻醉机设定以12 L/min的流速输出100%氧气。在检查过程中，麻醉医师注意到气体分析仪显示氧化亚氮读数大于90%，同时低氧警报和高氧化亚氮警报响起。于是，麻醉机被移出手术室做进一步检查。

为更换进气过滤器，6年一度的预防性维护包括拆卸位于麻醉机上口径安全系统（diameter index safety system，DISS）气源终端的部件，即有外壳的DISS接口部件（译者注：DISS，指不同气体管道接头的同轴特殊孔不同，对应相应接头的插销，能够有效避免不同的气体连接管道接错）。遗憾的是，若未正确匹配气体标签，不同气源的DISS接口部件和DISS外壳可能接错。正确的维修流程要求在开始维护下一种气源的DISS部件之前，完成前一种气源的DISS部件的彻底维修和重新组装。在这次事故中，维修人员没有遵循正确的维修流程，他同时拆卸、维修并错误地重新组装了所有DISS部件，导致氧化亚氮DISS接口部件连接到氧气DISS外壳上，氧气DISS接口部件连接到氧化亚氮DISS外壳上。因此，故障防护系统失效，且维修后检查时，维修人员很可能未单独检查每种气体的出口气源是否正确。

📋 **建议**

以下为两个为患者预氧合的较好理由，特别是当你没有或不相信氧气分析仪时：

1.增加患者的氧储备。

2.确保标注"氧气"的气体确实是氧气。若该气体是100%氧化亚氮，你会很快发觉。

💬 **译者评注**

现在回顾笔者同事经历的失败的剖宫产麻醉，产妇预充氧无法耐受的原因可能不是出于"紧张"，而是因为氧气面罩里充斥了氧化亚氮。吸入氧化亚氮后可能会出现头痛、头晕、恶心、呕吐、四肢无力、呼吸困难等症状。

大型储气钢瓶中除可燃性气体（如氢气、乙炔等）钢瓶螺纹管出口具有特殊规定外，非可燃性气体（如氧气、氧化亚氮、二氧化碳、氮气、压缩空气）的钢瓶螺纹管出口规格完全一致，不具备防错接性能，这是氧气错误供应非常重要的原因。所以，若麻醉机采用单机管道供应，同时手术室内还有其他非可燃气体钢瓶（如氮气、二氧化碳、氧化亚氮、压缩空气等），应视为氧气源错误连接事故的高危环境，在这种高危环境下必须高度警惕氧气源错接事故，更换气源时必须认真核对气源钢瓶与压力表气体标示。若连接麻醉机通气以后，给患者加大"氧气"供应，出现更为严重的进行性缺氧情况时，必须考虑到氧气源错误的可能。立即脱离麻醉机，采用简易呼吸器为患者进行人工通气是最简便、快捷、有效的应急措施。

丁香园论坛上有两例气体接错的病例报告：

1.胆总管探查术，全身麻醉。手术于1小时左右出现低压报警。反复检查找不到原因。加大潮气量也无济于事，麻醉变浅。无意之中摸到钠石灰罐发现高热烫手，取下螺纹管检查用鼻子闻有无气体循环，嘴部瞬间被烫伤起水疱，气体温度为80～90℃。后发现是误将二氧化碳瓶接在了氧气管道之上。

2.连续几天全身麻醉患者术后苏醒延迟，术中循环不稳定，患者面色潮红，有时颈部和前胸也发红，钠石灰变色非常快。难以找到原因，后来科主任在手术室内存放笑气的机房经过，无意中发现，做气腹用的二氧化碳瓶被接在笑气的管道上，幸好二氧化碳瓶已被使用过，只有残留的二氧化碳，未酿成大祸。

# 病例41　必需设备

肖可 译　尹晴　刘岗　惠夏 校

参考文献及
推荐阅读
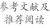

深夜，你刚刚抵达非洲西海岸的赤道几内亚一家小型健康使命医院。整个医院被黑暗笼罩。总护士长来接你，她告知医院和邻近住宅的电力供应虽不至于完全中断，但就是时断时续。

第二天早晨，供电恢复，你被安排为一名开腹胃癌切除术的56岁男性患者麻醉。使用的麻醉机和病例4中的麻醉机一致，没有管道氧和管道氧化亚氮。外科医师带着一个大手电筒来到手术室。你已经确定麻醉机和连在麻醉机上的吸引器工作正常。手术室的冷藏箱里备有患者的两位家庭成员捐献的2个单位全血。如果你需要更多的血液，还有更多的家庭成员愿意捐献，他们正坐在手术室外的草坪上（见病例12）。

你意识到准备时你遗漏了一台重要的机器。

*那会是什么呢？*

## ？ 解答

电池供电式吸引器。

正如我的一位伟大的麻醉老师，南非德班纳塔尔大学麻醉教授John W. Downing（1974—1984年期间任职）常说的："离开熟悉的环境去资源匮乏地区工作时，千万不要忘记携带一台电池供电式吸引器。"

## 讨论

因缺少电池供电式吸引器，我的一位挚友的患者在手术台上去世。这件事发生在南非，当时医院手术单元包括所有手术室都停电了［译者注："手术单元"通常指的是一个包含多个手术室及其他相关设施（如准备室、恢复室和清洁/消毒区域）的区域。这个区域被设计成可以满足进行手术所需的所有条件，包括无菌环境、设备和人员］。由于光照不足，外科医师不小心切开了下腔静脉。昏暗的光线、断电的（插电式）吸引器，都使外科医师无法修补破裂的血管。令人悲痛的是，患者失血过多去世。不幸中万幸的是，其他四个手术室内的手术对吸引器需求不高。

过去5年里，我另一个南非朋友车里常备一个电池供电式吸引器，以及他所有的麻醉急救设备。他曾用这种吸引器救助过一位迎面撞车事故的患者：坐在卡车后座上的一名乘客未系安全带，被甩出车外、掉进了沟里，该男子全身多处受伤，包括颌面部伤势严重。车祸后不久，我的这位朋友就赶到了现场。他告诉我，如果没有吸引器，他就无法保护气道。

众所周知，电能来自化石燃料、核能和可再生能源（风能、太阳能和水力发电），通过输电线，集中电力供应将电能从发电站输送到社区。不幸的是，资源匮乏地区，往往没有集中电力供应，只能依靠柴油或太阳能发电机供电。

一种创新的解决方案是"太阳能医疗设备"[1]中的"太阳能手提箱"，它能为任何断电或间歇性供电的地区提供直流电。这种独立式手提箱为即刻供电配备了一切所需部件，售价约1500美元。此外，市面上还有一种太阳能高压灭菌器[2]，也推出了一种装载备用蓄电池的LED手术灯[3]。据称，这种手术灯可达到国际标准推荐的手术室照明亮度的70%。

### 📋 建议

切记，在资源匮乏的环境中工作随时有断电的可能，若发生，电池供电式手电筒和吸引器可能救人一命。

### 💬 译者评注

不仅是在资源匮乏的医疗环境会存在电力故障，各种不可抗的意外可能发生在任何地方和时间。作为麻醉医师不仅要努力提高工作技能，也要提升紧急危机事件处理反应能力。译者推荐读者将《手术室应急手册》作为该病例的拓展阅读，其中涵盖各类在围手术期可能发生的紧急事件。针对电力故障，该手册要求迅速执行以下几点任务：通知团队请求帮助，获取光源，确认呼吸机、监护仪、备用氧气和电源。在资源匮乏的环境下，备用的可充电设备更是必不可少的应急资源。

## 病例42 一个威胁生命的潜在问题

肖可 译　尹晴　刘岗　惠夏 校

参考文献

六月，正值西非内陆小国布基纳法索的冬季，今天是你在那里一家医院工作的首日。医院由建在田野里的几间小屋组成，周围是茂密的灌木丛。对你的到来，医院护士长表示欢迎，并问你被黄蜂蜇咬后是否会过敏。

她告诉你，在你卧室的墙边有一大窝黄蜂，至少有5000只。为消灭它们，人们已黔驴技穷，比如火烧、喷下水道清洁剂等都无济于事。

她想知道你是否有对付黄蜂的经验，是否知道如何消灭它们。昨天有个护士蜇伤后严重过敏，通过皮下注射1∶1000的肾上腺素才救回一命。

*作为麻醉医师，对于该问题，你有什么建议？*

### ？ 解答

拿一瓶七氟烷（或氟烷、恩氟烷、异氟烷），整瓶倒进蜂巢入口后迅速撤离。

### 讨论

这些吸入麻醉药倒进蜂巢后几乎瞬间蒸发，麻醉气体会扩散到整个蜂巢并杀死黄蜂。当然也可能需要再用一瓶。

七氟烷等麻醉药从蒸发器中以精密控制浓度给药是安全的，但有限空间里，一瓶吸入麻醉药产生的大量蒸汽是致命的。

在南非的祖鲁兰，我们将氟烷倒进蜂巢，取得了巨大的成功。后来，人们挖出了巨大的蜂巢，所有黄蜂都死了。值得注意的是，当冬季食物匮乏时，黄蜂更具攻击性。

黄蜂可诱发IgE介导的过敏反应，最常见的是大范围的局部反应，从蜇伤部位开始肿胀。同时，蜇伤也会引起过敏反应，如荨麻疹、潮红和血管性水肿，以及更严重的呼吸系统和心血管症状（甚至心血管衰竭），这些或即时或迟发的过敏反应可能致命[1-3]。

### 建议

记住，七氟烷/氟烷等吸入麻醉药蒸发很快，能有效杀灭黄蜂。

译者评注

　　昆虫叮咬所致的过敏在世界范围的发病率是1%～7%，而在非洲这个数字高达28%。当地的昆虫知识对前往非洲援助的无国界医师来说可能极为陌生，且常被忽略。当昆虫叮咬造成的严重过敏事件发生后，紧急抢救将陷入被动局面。因此，知晓相关知识能保障援非医师的生命安全。在非洲，叮咬导致过敏反应的主要昆虫有大黄蜂、收获蚁和火蚁，且昆虫叮咬所致过敏反应在花粉季节最为高发。由于降雨、地理位置及温度不同，非洲不同地区的花粉季节也不同，故建议无国界医师出发前对目的地的花粉季节做提前了解和基本掌握。在到达目的地后，定期处理生活环境中未吃完的食物、饮料，避免使用香水。最重要的是，常备肾上腺素自动注射笔，它可能在过敏反应发生时挽救生命。

# 病例43 简单的病例，还是……

参考文献

肖可 译  尹晴 刘岗 俞立奇 校

今天你在南非奥兰治自由邦的金伯利镇附近的一家乡村医院工作。54岁的男性患者Jost Bernard拟行择期/急诊胆囊切除术（译者注：择期/急诊是指该手术可以是择期的，但如果病情恶化，则可能需要立即手术），目前他没有任何临床症状。患者1年前曾因严重腹痛、呕吐和四肢无力入院，经过常规支持性治疗后，恢复了健康，但当时并未确定发病原因。除此外，既往史无特殊。

查体后，你评估他ASA Ⅱ级，气道检查正常。你可以使用的麻醉药有硫喷妥钠、琥珀胆碱、罗库溴铵、地塞米松、昂丹司琼、肾上腺素、麻黄碱、氧化亚氮、七氟烷、氟烷、肼屈嗪、拉贝洛尔、吗啡和哌替啶。

*根据上述病史和现有药物，你推荐的该患者围手术期麻醉管理策略是什么？*

## ? 解答

该患者可能有卟啉病。通过实验室检查，可轻松诊断急性间歇性卟啉病（acute intermittent porphyria，AIP），尤其是在出现或临近出现症状时，大量卟啉前体（卟胆原和δ-氨基酮戊酸）和卟啉在体内积聚。急性发作时，若将患者的尿液暴露在阳光下30分钟，它就会变成酒红色。

然而，如果患者无症状，就像Jost一样，尿检可能是正常的。

建议围手术期管理如下：

首先，为防止低血糖和脱水，开始静脉补充葡萄糖注射液。在麻醉诱导前禁饮不得超过4小时［译者注：按现在ERAS的观点，无禁忌证时，清饮料量≤5 mL/kg（或总量≤400 mL）时，禁饮只需要多于2小时即可］。

吸入70%氧化亚氮和30%氧气诱导，静脉推注吗啡，随后滴注罗库溴铵或琥珀胆碱。若使用罗库溴铵，最好用舒更葡糖拮抗，但如果因其过于昂贵而手头不具备了，则可用新斯的明和阿托品拮抗。吸入诱导时，安抚患者，不要使用氟烷或七氟烷。

为防发生急性卟啉病危象，术后必须密切监护患者36小时。一般认为脱水、感染、低血糖和使用卟啉类药物是急性卟啉病危象的潜在诱因[1-2]。本病例中，患者在48小时后成功出院。

## 讨论

在卟啉病高发病率地区（如南非）工作时，必须高度警惕该病。如果你遇到一个可能有卟啉病既往史[3]，且名字听起来像荷兰语（如Bernhard、Van Rooyen、Malan等）的患者，那你要警惕他/她可能患有该疾病。众所周知，卟啉病有几种类型主要是基因遗传的。由于生物合成途径中缺失一种酶，导致卟啉病患者合成卟啉分子异常。

在麻醉车内的药物中，硫喷妥钠可促卟啉生成，会引起下运动神经元性瘫痪、精神障碍、甚至死亡，故绝对禁忌。Dover等[4]报道，手术时未确诊为卟啉病的患者预后极差。禁忌氟烷、七氟烷、地塞米松、肼屈嗪和麻黄碱的原因是它们可能/很可能促卟啉生成。

无论是环境或是激素因素，都与卟啉病发病有关，如药物、禁食、脱水、手术、月经、应激、感染等[5]。未确诊的卟啉病患者，不慎用药可能会加重卟啉病急性发作。肝酶诱导药，特别是与麻醉相关的肝酶诱导药，是诱发急性卟啉病最重要、最常见的因素。许多诱导肝细胞色素的麻醉药物，易引发卟啉病急性发作[5]。药物诱导的卟啉病发作的报道，大多数涉及硫喷妥钠[5]。其他许多药物，没有或很少有证据表明它们对卟啉病是否安全，这类药物都应慎用[5]。围手术期禁食禁饮也可诱发卟啉病，因此应尽量缩短术前禁食时间。增加碳水化合物的摄入可抑制卟啉合成[6]，因此术前应考虑输注葡萄糖注射液。

你可能会疑惑，这种用含70%氧化亚氮和30%氧气吸入麻醉诱导联合静脉麻醉维持的方法能否让患者丧失意识。然而，我偶尔迫不得已时也会使用这样的麻醉方式，并见证过许多与此相似的麻醉方法最后成功地让患者失去意识。整个麻醉过程中，安抚患者情绪很重要，因为麻醉后，听力是最后消失的一种感觉。另外，还要观察瞳孔和生命体征，并做出相应判断和应对。

## 建议

千万小心，卟啉病和全身麻醉药可能是致命组合。

**译者评注**

卟啉病是卟啉胆色素原脱氨酶（porphobilinogen deaminase，PBGD）基因编码突变导致的先天性代谢异常疾病，目前为止科学家已经识别出超过400多种*PBGD*突变，这也解释了该疾病多变的临床表现。北京协和医院李旭等的病例报告（急性间歇性卟啉病患者麻醉管理2例报告）中，总结了卟啉病急性发作的"4M"诱因，对于卟啉病患者的麻醉应尽量消除患者的紧张情绪（诱因之一），禁用硫喷妥钠、依托咪酯、氟烷等麻醉药物（麻醉过程中卟啉病急性发作的直接诱因），这与本病例作者观点一致，译者推荐该篇文献作为拓展阅读。

## 病例44 已签署同意书，还有问题吗？

参考文献及推荐阅读

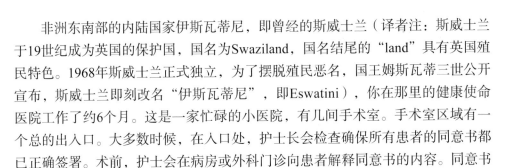

肖可 译 尹晴 刘岗 俞立奇 校

非洲东南部的内陆国家伊斯瓦蒂尼，即曾经的斯威士兰（译者注：斯威士兰于19世纪成为英国的保护国，国名为Swaziland，国名结尾的"land"具有英国殖民特色。1968年斯威士兰正式独立，为了摆脱殖民恶名，国王姆斯瓦蒂三世公开宣布，斯威士兰即刻改名"伊斯瓦蒂尼"，即Eswatini），你在那里的健康使命医院工作了约6个月。这是一家忙碌的小医院，有几间手术室。手术室区域有一个总的出入口。大多数时候，在入口处，护士长会检查确保所有患者的同意书都已正确签署。术前，护士会在病房或外科门诊向患者解释同意书的内容。同意书包含手术和麻醉两部分。有一天，护士长不在，你知道同意书未彻底检查。

你当天早晨的患者是一位28岁的未婚非洲女性，她有5个孩子，想做输卵管结扎术。通过翻译交流后，你根据病史和体格检查给她评为ASA Ⅰ级。

你看了同意书，但上面的语言无法看懂。和你一起工作的年轻护士既是你的麻醉助理，也是翻译。她告诉你，患者已经在空格线上按了拇指印，表示她愿意行输卵管结扎术。在她的拇指印下面还有一行需要签名，但这行是空白的。

你似乎记得做输卵管结扎术需要两个签名。年轻护士表示她对此一无所知。外科医师是一位刚来的瑞典医师，他认为没有问题，并急于开始手术，对于手术延误很是费解。

患者被推入手术室。直觉告诉你，同意书可能有问题。

*你会怎么做？*

### ❓ 解答

许多南非部落，女性要结扎输卵管，必须由她的丈夫签署同意书，若她没有丈夫，则由部落酋长代劳。因此，该同意书没有第二个签名/拇指印，无效。

### 👥 讨论

这件事是我亲身经历的。我担心同意书无效，因此在让患者入睡前，我请教了一位年长的护士。她告诉我，法律要求还需要一个签名，而且必须是她丈夫或部落酋长的签名。在这个病例中，我相信，与患者同一个部落的年轻护士应该知道这个规定，但她认为，如果这位女性患者想结扎输卵管，那她应该自己做主。

在发现同意书无效后，我立刻取消了这台手术。通过翻译，我向患者解释，当地的法律要求她必须征得部落酋长同意，请部落酋长共同签字。我感觉，她其实知道自己违反了法律。

第二天，护士长回来了，她确认需要两个签名。毫无疑问，如果我当时继续麻醉的话，可能会惹上很多法律上的麻烦，那位外科医师也不能幸免。

该病例很好地说明国外的文化往往与你的家乡大相径庭。必须始终尊重异域环境下的法律。当身处许多人不会读/写，而你又不懂当地语言的国家，该问题就更加复杂了。许多国家，必须由丈夫签署妻子的知情同意书，妻子不能亲自为手术签字。有时，为了获取正确和完整的知情同意书可能会推迟手术。在参考文献[1]所列书籍，Miguel Trelles、Patician Kahn、Jason Cone和Carrie Teicher撰写的题为"资源匮乏时的麻醉：无国界医师的经验"一章中，他们也给出了一个相关的病例。在某个国家的战区，一名9岁的女孩腹部不适被送入医院。外科医师想尽快给孩子剖腹探查，但不巧，孩子的父母已经去市场给孩子买牛奶了，若此时手术，那就未获得父母的知情同意。外科医师被说服等待，但他显然不乐意这样耽误时间。麻醉医师/医务人员担心的是，若孩子手术时死亡，团队将受到指责。这种情况下，可能会出现一名家庭成员带着武器来到医院，意图杀害手术团队的一幕。幸运的是，在上述病例[1]中，父母很快就回来了，孩子没有喝牛奶，手术和术后过程都很顺利。这个故事也说明了在异国他乡，某些影响决策的问题。

另一个故事来自我的一位南非朋友，他是一名骨外科医师。当我在他祖鲁兰的公寓里见到他时，他的整个公寓都爬满了蛇，难怪他绰号"蛇人"。在他的公寓里，我坚持只坐在他的餐桌上！他告诉我，他对蛇的热爱使他来到巴布亚新几内亚工作。他在那里工作了约2周后，酋长的大儿子从树上摔了下来，受了重伤。"蛇人"竭尽全力去救这个孩子，但他和手术室里的每个人很快意识到已无力回天。就在这时，隔着手术台，护士长把她的手放在"蛇人"手上，看着他的眼睛说："我们会继续在这里工作，你从大楼后面的窗户跳出去逃命吧。"

他照做了，这才得以和我分享这个故事。

## 建议

1.充分了解所工作国家的文化非常重要。

2.同样至关重要的是必须了解外国法律对知情同意的规定。

**译者评注**

　　在跨国、跨文化行医的过程中，无国界医师可能会陷入不同文化、信仰和价值观的碰撞和冲突。例如，在一些文化中，患者倾向于通过某些宗教仪式缓解痛苦，但在医师的认知中，宗教仪式可能会延误治疗；在一些国家，签署知情同意书时尊重长辈和权威是重要的文化价值观，而在医师的认知中，任何文化价值观都不能凌驾在一个成年人的自主权利和决策之上。因此，了解异国文化可以帮助医师更好地应对这类冲突，熟悉当地的医疗知情同意相关法律可以帮助医师更好地遵守规则，避免不必要的麻烦。

# 病例45 一台双胎剖宫产手术

聂偲 译 徐立 刘岗 尹晴 校

南非纳塔尔北部的一个偏远地区，作为麻醉医师，你在那里已愉快地工作了约2年，还学习了当地语言祖鲁语中与医学相关的内容。

一天晚上，一位临产的双胎产妇有胎儿窘迫的迹象（需立刻剖宫产），紧急请你去给她做全身麻醉，她拒绝硬膜外麻醉。

该医院没有儿科医师，因而你既是麻醉医师又是新生儿医师。婴儿出生后，若需要，由你对他们复苏。你曾多次抢救过胎儿窘迫的婴儿，对此，你信心满满。

在该双胎产妇的手术中，你又额外申请了一名护士帮助你抢救双胞胎。除了需要两个护士来帮你抢救双胞胎这个明显的原因，还有其他原因吗？

## ? 解答

某些非洲部落，认为双胎非常不祥，弱的那个往往因得不到支持而夭折。

## 讨论

这件事（实际上）发生在我身上，那时我刚到南非不久。两个婴儿都是剖宫产出生，均需要紧急插管。我给两个新生儿进行气管插管，两只手分别给他们通气。两个护士固定气管导管。幸运的是，其中一个婴儿在插管和吸引后1分钟内就拔了管，由一位护士带到了育婴室。但是，另一个新生儿却出现瘫软，需要长时间的通气。可以想象，给婴儿通气并时刻留意母亲是多么困难，尽管她离我只有12英尺（约3.66 m）。除此之外，那时我们没有监护仪，只能用手指（触摸）、眼睛（观察）、耳朵（辨音）和嗅觉（感知）来评估。因此，我向护士示范了如何给婴儿通气，然后转身去看母亲。母亲状况良好，但她需要更多的镇痛剂，我给她静脉注射吗啡并记录了一些生命体征。之后，我匆匆看了一眼正在抢救的婴儿，令我沮丧的是，该新生儿仍无反应。更让人担心的是，护士未正确进行通气操作。很不幸，这名婴儿不治而亡。

我十分沮丧，第二天早上找到了医院的护士长，告诉她这件事。我想向她建议，也许我可以教育婴室的护士如何给婴儿手动通气。就在那时，她告知了我关于该部落对双胞胎的信条。

📋 **建议**

在遥远的地方工作时，可能会有对你而言完全陌生、甚至无法接受的当地风俗。而且，你会发现你无法改变或影响这些风俗，你完全不能做什么，甚至不应该做什么。你只能践行内心所信，然后让生活顺其自然，这并不容易。

💬 **译者评注**

对于来到资源匮乏地区行医的医师，必须适应很多新的东西。专业知识之外可能影响治疗的文化、习俗等，必须学着接受它们，这也是这些医师工作中最"无奈"的一面。随着时间的推移，在决定谁可以使用稀缺资源时，除了专业学识，还同样受到当地文化和价值观的影响。也许许多医师会不假思索地说，这样会导致资源浪费，但必须知晓，尝试理解当地文化，同术后早期床旁训练一样，也是多学科治疗的一部分。

# 病例46 孩子被患狂犬病的狗咬伤过

参考文献

聂偲 译　徐立　刘岗　尹晴 校

现今你在东非国家厄立特里亚的一家小医院工作。今天，有名4岁男孩进行择期扁桃体切除术，你要为他麻醉。孩子母亲说，孩子曾被一只狂犬病狗咬伤，根据世界卫生组织指南，刚完成狂犬病暴露后的第三次疫苗接种。除此之外，孩子身体健康，ASA I级。

*你会担心吗？如果会，你怎么做？*

## ❓ 解答

很遗憾，目前尚未制定出一个可靠的指南来回答狂犬病疫苗接种后多久适合择期手术[1]。我的建议是，咨询你所在医院或地区的其他医务人员，了解厄立特里亚的常规流程。若他们不知晓，就试着向孩子父母解释，麻醉药可能会抑制身体免疫系统，从而可能改变狂犬病这种致命疾病的预后[2-3]。然后，我会根据他们的意见来决定下一步的行动。

## 👥 讨论

我找到两项研究与该问题相关。一项对大鼠的研究表明，手术后免疫系统的抑制在4~8天不会恢复[4]。另一项针对接种狂犬病疫苗幼犬的对比研究结果显示，相比未麻醉的对照组，麻醉组的抗体滴度明显降低[5]。因此，有证据认为，对于接种狂犬病疫苗的患者，应推迟择期手术。

至于麻疹等疫苗的免疫接种和麻醉的关系，也存在争议。Short等建议在接种灭活疫苗后，择期手术应推迟1周，而接种减毒疫苗后，应推迟3周[6]。

重要的是要意识到，在你尝试向患者家人解释可能的风险之后，最好继续麻醉。资源匮乏时，要求家长将择期手术推迟3周[6]可能不现实[7]。任何推迟都可能导致孩子错过接种疫苗或手术的机会。择期手术和疫苗接种都是最成功和最具成本效益的公共卫生工具。

众所周知，手术应激和麻醉会影响免疫系统，术前评估时，麻醉医师应询问患者的疫苗接种情况[8]。然而，是否推迟手术（以及麻醉）取决于以上因素和当地的流程。

### 建议

我的建议是，资源匮乏时，不要推迟手术，因为对患儿个人来说，推迟手术很可能弊大于利[9]。

### 译者评注

接种麻疹和狂犬病疫苗后，为避免手术和麻醉应激反应影响免疫系统对疫苗的反应，会有一段时间间隔，取决于多种因素，包括患者的免疫状态、疫苗类型及麻醉药物的种类和剂量。一般而言，活性疫苗（如麻疹疫苗）可能对免疫系统产生更强烈的影响，因此可能需要间隔更长的时间来允许免疫系统恢复正常，常建议至少等待4周再进行麻醉手术。如果患者的免疫系统已经受到抑制或处于虚弱状态，也可能需要间隔更长的时间来允许免疫系统恢复。某些麻醉药物可能对免疫系统干扰较小，因此可能无须长时间间隔。然而，具体时间间隔还受当地的流程和条件所限。

# 病例47 气道惊梦

参考文献

周磊 译 刘炽艺 刘岗 尹晴 校

你身处南非德班的一所大学医院。今天你为一名骨科手术的18岁女患者麻醉，她身材纤细，身高5英尺1英寸（154.94 cm），体重只有29 kg。尽管她营养不良，你仍然将她列为ASA I 级。你注意到她张口度较小且下颌轻度后缩。使用硫喷妥钠和吗啡静脉诱导平稳，但是面罩通气困难，使用肌松药维库溴铵后，通气有所改善。事实证明，由于患者喉部前突严重，其插管也困难，幸运的是，借助弹性橡胶探条，你成功地插入6.5号红色橡胶气管导管[1]，这可是一场惊险而充满挑战的插管。

固定气管导管于口唇，麻醉维持使用0.6%异氟烷混合氧气与$N_2O$。患者生命体征平稳，但约1小时后，氧饱和度从98%下降到92%。你将吸入氧气的浓度增加到100%，但是饱和度继续下降到90%。气道压也从12 $cmH_2O$增加到28 $cmH_2O$。手动气囊通气困难提示肺顺应性差。听诊显示左胸通气显著下降。你确定用胶带固定的气管导管未移位，但是出于预防，仍将其后退1~2 cm，但并无改善。心电图无特征性改变[2]，胸部叩诊也无鼓音，故无气胸证据。出于两个原因的考虑，你放空了气管导管套囊：一个原因是套囊过度充气后可能会阻塞导管远端出口[3]；另一个原因是套囊可能疝入导管内部（John G.Brock Utne等的个案报道）。然而，放空套囊然后再将其充盈，患者情况并未改变，于是你尝试通过气管导管吸引，但是分泌物很少，同时吸痰管前端似乎只能进入气管导管15 cm。你取出吸痰管，呼气末二氧化碳波形揭示气道阻塞，现在，手控通气患者更为困难，氧饱和度降至86%。你目前没有纤维支气管镜。

*现在怎么办？*

## ❓ 解答

这件事发生于1972年左右，当时我在南非德班的爱德华八世国王医院工作。我的上级Jeff Barwise主治医师告诉我，要将吸引导管放在气管导管近端，边吸引，边取出气管导管。令我大吃一惊的是，在取出气管导管时，竟吸出了一条10 cm长的蛔虫。

我永远记得当Jeff走出门时，转过头来对我说："我认为没有考虑到虫子是你的问题，以前应该见过这种情况。这是你今天的临床学习重点，记住，诊断线索是患者的营养不良。"

我再次气管插管，手术顺利进行。术后，患者接受了驱虫治疗，2天后出院回家。

## 讨论

蛔虫是一种寄生线虫，一般位于动物小肠，被称为"小肠蛔虫"。有几个亚种：人蛔虫（感染人）、猪蛔虫（常感染猪）、马蛔虫（常感染马）。蛔虫（ascaris lumbricoides）是世界上最大的肠道线虫（roundworm）〔译者注："ascaris lumbricoides"是蛔虫的学名，也被称为"大蛔虫（giant roundworm）"。而"roundworm"是一个通用术语，用来描述多种不同属的线虫，形状通常呈圆柱形，包括"大蛔虫"。因此，"ascaris lumbricoides"可以看作"roundworm"中的一个特定类型，即大蛔虫〕，也是人类最常见的寄生虫感染病原体。虫卵排泄在动物粪便和土壤中，通过接触或者食用沾染虫卵的植物，而感染动物。除通过损害宿主的营养状况而影响其健康，某些情况下还会导致肠梗阻，这可能会致命，类似病例我也见过。

在上面的例子中，蛔虫一定是通过食道下括约肌向上进入食道，然后进入气管的。同时，也一定是正压通气使得蛔虫误入左主支气管，降低了左肺的通气量和氧饱和度。当蛔虫再次迁移，进入气管和气管导管时，通气就更加困难。若蛔虫如我们的病例那样未离开气道，那重新气管插管就会让患者处于危险的境地。我终于理解为什么Jeff医师要求在我们的手术室备好一台儿科纤维支气管镜。若蛔虫未离开气道，他就会对患者行支气管镜检查，以清除蛔虫。毫无疑问，Jeff医师救了该患者的生命。

我们未发表此病例。若我们发表了，很可能是第一例。后来其他学者报道了类似病例[4-8]，正如大家所看到的，这个梗阻可能会致命[6]。

数年后，在德班阿丁顿医院的ICU值班时，Jeff医师因心肌梗死入院抢救，我们虽竭尽全力，但遗憾的是他仍离我们而去。

蛔虫可释放化学物质进入肺部，从而导致肺组织的反应性过敏[4]。正如在本病例一样，麻醉剂、发热、脓毒症、衰弱性疾病、使用亚治疗剂量的驱虫药或某些驱虫药物都可能引起蛔虫移位[4]。

对于机械通气患者，只要疑诊气道异物都应像我们一样评估并尝试处理。我认为我们当时十分幸运。如果具备一个可弯曲纤维支气管镜，便可用它来确认并解决问题，如抓出蛔虫。从气道中移除气管导管和蛔虫后，可以重新气管插管，但请记住，有时可能需要治疗性支气管硬镜检查（图47.1）。

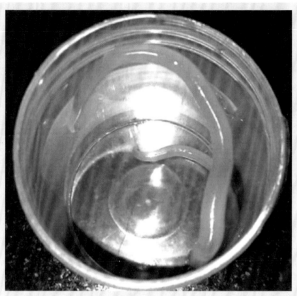

在气管导管中发现的一个16 cm长的蛔虫。

**图 47.1**

（图片经Prakash等许可采用[5]）

📋 **建议**

虽罕见，但在麻醉或ICU监护期间，突然性气道梗阻，应警惕蛔虫因素，尤其是生活在寄生虫流行地区的营养不良患者。

💬 **译者评注**

蛔虫作为气道梗阻的因素较为罕见，译者在临床工作中也会遇到突发性的气管导管通气困难，发生这一类情况时，麻醉医师一方面需要尽快寻找原因；另一方面要立即呼叫支援。支援医师即使是下级医师，也可能协助发现某些隐藏或者罕见情况，同时有助于plan B的准备实施。当然如果能够得到经验丰富的上级医师协助，紧急时刻会展示他们的"看家本领"，无疑会对问题解决起到重要作用。本病例中，也是由于上级医师的参与帮助才能迅速准确处理病情。

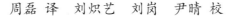

## 病例48 异位妊娠破裂

参考文献

周磊 译 刘炽艺 刘岗 尹晴 校

在病例12中，我讲述了我的朋友John的事迹故事。在婆罗洲岛，他既做麻醉医师又同时担任外科医师，若患者需要输血，他便献血给他们。因为那里没有血库，而他又是O型Rh阴性血。

假设某天，你发现自己身处非洲西海岸的喀麦隆南部。在这家小型医院里，也没有血库。在美国的大医院里，用血短缺十分罕见，但资源匮乏的环境下，缺血已司空见惯。

一名16岁女孩因"加重性下腹痛5天"送入急诊室，她一直在服用草药治疗疼痛，但目前草药已不再有效。外科医师正在赶来，还有20分钟便能到达，目前你被叫到急诊室。体格检查：心率112次/分，血压80/60 mmHg。眼结膜苍白（提示血红蛋白低于10 g/dL）、膝盖以下湿冷（提示失血量至少占35%~40%的血容量[1]）、腹部膨隆且明显压痛、阴道检查显示宫颈接近闭合且检查手套未见血迹。你在她的手上开通了两路大口径静脉通路。血液检查提示患者怀孕，血红蛋白6.5 g/dL，你确诊患者异位妊娠破裂，并决定不做腹部穿刺术确认。目前无法超声检查。

你将患者转运到手术室，并与外科医师碰面商议救治方案。由于这家医院无压力传感器，所以无法行桡动脉有创血压监测。你告诉外科医师马上洗手，做好准备。患者腹部被消毒铺单后，当每个人都就位并站在手术台旁，你使用氯胺酮和琥珀胆碱行快速序贯诱导。随着外科医师打开腹部，吸引出近2 L血到无菌盆内，血压急剧下降。幸运的是，外科医师迅速识别并结扎了出血血管，但现在收缩压55mmHg，心率140次/分。

由于无血制品或胶体，你只能大量给晶体液。收缩压目前是65 mmHg，你还有无其他建议？

### ? 解答

对患者进行自体输血。

**适应证**

· 血胸出血量>1500 mL。

· 血胸需紧急输血而库存异体血不足。

· 血胸需紧急输血而患者的宗教信仰禁止使用库血。

禁忌证

· 凝血功能障碍或弥散性血管内凝血。

· 回收血液里可能有恶性细胞。

· 活动性感染。

· 胃肠道内容物严重污染胸膜腔血液。

并发症

· 血液方面：降低血小板计数、降低纤维蛋白原浓度、增加纤维蛋白裂解产物、延长PT、延长APTT、红细胞溶血、增加血浆游离血红蛋白、降低红细胞压积。

· 非血液方面：感染细菌、脓毒症、微栓塞、气体栓塞、肾功能不全。

### 讨论

本病例中使用了一种简单的抢救性自体输血，包括以下三个步骤[2]：

1.回收。腹腔内的血液被吸引出，收集在无菌盆内。为尽量减少细菌生长，血液必须在6小时内使用。应丢弃超过6小时未使用的血液，收集的血液最好立即使用。

2.过滤。采集到的血液通过4层或更多无菌纱布过滤后，收集到一个无菌盆中。

3.回输。收集到的血液从无菌碗转至含有枸橼酸葡萄糖的玻璃输液瓶中，通过普通静脉输血器输给患者。输血器只能单次使用。同时应给予预防性的抗生素。若无枸橼酸葡萄糖，可将3 g葡萄糖和2 g枸橼酸钠加入无菌水中混合配制，制备出总体积为120 mL的溶液，足够用于制备1个单位自体血（译者注：这里的1个单位应该是美国单位，即450～500 mL，而我国全血以200 mL为1个单位）。

如果你发现自己所在地区没有血库，那自体输血可能是一根救命稻草。因此，你应该尝试让医院备一些自体输血装置。

从上文对麻醉管理的描述中，你应注意以下事项：

1.一定要在患者手术部位消毒完成、外科医师和助手准备就绪并站在手术台后，再麻醉患者。

2.只有当结扎出血位置后或不再有继续出血时，才输注胶体和（或）血液制品。

就像前面描述的病例那样，我曾在一个胸科手术的病例中做过自体输血。当时用完了B$^+$和O$^-$血，尽管我们开始自体输血，但是还是无法跟上出血速度，最后患者不幸去世。

值得注意的是，一项研究显示，共1848例自体输血的异位妊娠破裂病例中，只有10例死亡[2]，其中只有一人死因与自体输血相关。大多数死于术前、术中和术后的失血性休克。Pathak等学者报道没有死亡可归因于输血[3]。

资源匮乏地区，异位妊娠破裂的女性患者就诊时常有明显腹腔内出血引起的休克。然而，在有发达医学中心的地区，由于具备对异位妊娠认识更警惕、更容易到达良好治疗条件的医疗单位，因此早期就诊和诊断较常见，濒死的情况罕见。

自体输血的并发症分为血液学[4]和非血液学[4]两类。尽管输血抢救治疗和术中自体输血已有广泛使用，但报道的并发症并不常见[2-3]。需要提醒的是，自体输血前，过度补液可能引发肺水肿。一般来说，若有腹腔内感染迹象或血液被污染或有刺激性气味，就不能自体输血。

自体输血的适应证：当患者腹腔积血超过500 mL和（或）临床需要用血时，才考虑自体输血。如果患者血流动力学稳定，且腹腔积血容量少于500 mL，那无须输血，晶体液复苏便已足够。若患者大量腹腔出血致失血性休克，自体输血可以救命。

自体输血的禁忌证：肺水肿、潜在感染血液和（或）凝血功能障碍的患者。自体输血患者常见血浆游离血红蛋白升高（译者注：与自体输血相比，非自体输血通常不会引起类似的血浆游离血红蛋白升高。这是因为外来血液或血液制品在输注前会接受特殊处理，包括筛选、测试和处理，以确保安全性和质量。然而，对于某些特殊情况或特殊患者群体，可能需要额外的监测和注意）。游离的血红蛋白引起抗原-抗体反应，诱导血管内凝血、血管收缩和低血压，也会导致肾损害和缺血。然而，尚未出现自体输血直接导致肾功能衰竭的报告，但有报道称血清肌酐短暂升高[4]。

在研究[2]中，无足够数据来比较自体输血与未输血或仅异体输血患者的并发症发生率。虽然抢救性输血时，自体输血的血液未洗涤便直接使用这一步骤的安全性似乎尚未确立，但该综述中凝血功能障碍的低发生率，可能证明危急时（如上述情况）简化的抢救性自体输血是合理的。

自体输血的优点可概括为：

1.无因血液错配输血反应的风险。

2.无传播血源性疾病（包括艾滋病毒和变异型克雅氏病）的风险。

3.即使患者血型罕见，获得该血型血液也不困难。

4.取血过程简单。无须复杂的设备、电力或存储设施，也无须血型鉴定和交叉配血。

## 📋 建议

当资源匮乏时，自体输血的益处很可能超过风险。无血库时，自体输血是另一种有用的输血方法。

### 💬 译者评注

本病例中的自体输血流程，估计很难通过目前的院内感染要求，所以在日常临床实践中很难实施，但是学习了解这些基本原理和流程细节，对于某些特殊情况下的手术，却有相当重要的意义，如战争或者灾害情况下引起的资源匮竭状态。本书翻译过程中，正值巴以冲突升级，加沙医院里的资源匮竭情况让人不禁扼腕，故经常复习检查这些基本原理和流程，还是极具储备意义的。

## 病例49 玻璃输血瓶，需要关注什么？

参考文献

周磊 译 刘炽艺 刘岗 尹晴 校

　　某天，你在阿尔及利亚北部的一家中型医院工作，这家医院配备了一个血库。在进行一场骨科手术时，患者大出血，生命体征恶化，你决定输血。血液送来时，被装在玻璃瓶中（图49.1）。实际上，在资源匮乏的环境中，血液的确可能是装在玻璃瓶里，而不是聚乙烯输液袋里。

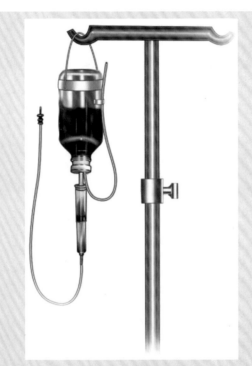

一个装有血液的玻璃输血瓶，配有一个穿刺输血器。请注意，进气管最高点要位于瓶子内的血液上方。若无进气管，过一会儿，血液就不会从瓶子里流出来了。

**图 49.1**

（Brock-Utne JG作图）

　　随着患者生命体征的继续恶化，你意识到需要加快输液速度，但显然，你不能挤压玻璃瓶，该怎么做呢？

📄 **背景**

　　在使用目前的软血袋前，输血一般使用一个500 mL的玻璃瓶。瓶子被倒挂，通过橡胶塞子插入一个不与外界空气相通的穿刺输血器。通常，血液会流动片刻，但当瓶内血平面以上为负压时，血流会停止。为解决这个问题，所有的玻璃瓶在瓶子里都有一根（未封口的）小玻璃管。作为进气口，该管从瓶口（可向外打开一侧）一直延伸到瓶内几乎顶部（图49.1）。因此，当倒置输血瓶时，外部的空气可以进入到血液平面上方。若无这根小玻璃管，血液就不会从瓶中流出。

**? 解答**

有一种从血液瓶中快速注入血液的"旧"方法是使用血压计泵（给进气针）施加正压[1]（让更多的气体进入瓶中）。如果你看过朝鲜战争时期的电影和电视剧中的MASH（移动军队外科医院），你就会看到该技术（图49.2）。

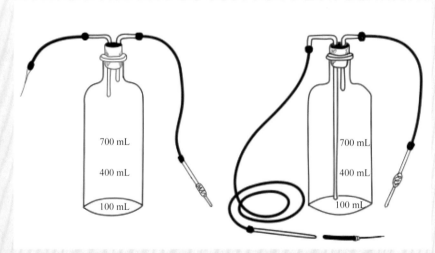

从血液瓶中快速注入血液的"旧"方法示意图，右侧瓶有根管子是可以接血压计的橡胶管。

**图 49.2**

**:: 讨论**

该技术有两个缺点[1]：若不注意观察，可能会空气栓塞。当血瓶（内有高压空气）内血液用尽时，必须立即用静脉输液钳钳闭输液器。若不这样做，可能会发生致命性空气栓塞。我曾看到过因此导致的手术台上死亡。麻醉医师并未注意到血瓶被用尽，但里面还有高压空气。因此，空气迅速进入患者的血液循环，导致患者去世。这是这个麻醉医师上班的首日。第二天，他便辞职并离开了这个职业。患者的尸检显示循环系统中没有血液，只有空气。也许，古埃及人会说："我告诉过你了。"那是因为他们认为在心血管系统中循环的是空气，而不是血液。

1971年，在我职业生涯早期，我在给一位患者快速输血时，往一个玻璃血瓶中注入了过多的空气，导致了血瓶爆炸。血和玻璃四溅，击中了患者、外科医师、其他手术室工作人员和我自己。墙壁、麻醉机、地板上到处都是血，非常可怕。幸运的是，患者和手术室工作人员未受伤。我的直接上级，挪威奥斯陆里克医院的Lorents Gran医师，也是一位有才华的老师和导师，走进房间，看着一屋子的惨状，说："我告诉过你不要往瓶子里注入太多的空气，也许这会给你一个教训"。

他微微笑了笑，轻轻摇了摇头，走了出去。这个患者活了下来。

20世纪80年代，聚氯乙烯袋取代了玻璃输血瓶，现在在发展中国家聚氯乙烯袋已是最广泛使用的输液器。因此，显著降低了玻璃输血瓶加压输血引起的空气栓塞发生率。然而，聚氯乙烯袋也可能发生空气栓塞[2]。在某个病例中[2]，输注一半的6%羟乙基淀粉袋内有空气（雅培实验室，North Chicago，IL），但当加压袋子时，忽略了这一点。导致了一位患儿空气栓塞，循环十分不稳定，但万幸患儿未死亡。

最近有报道称，接受加压静脉输液的运动员出现静脉空气栓塞[3]。

玻璃瓶输注白蛋白也同样会出现空气栓塞。用于白蛋白输注的一次性静脉输液装置有一个进气口，该进气口有一个单向阀。当倒置瓶子（橡胶塞朝下）时，通过该阀门用20 mL注射器将空气注入瓶子，可加快白蛋白的输注。当白蛋白输液装置无进气口时，用带三通阀的针头和注射器也可有同样的效果。同样，必须保持警惕，避免给患者造成空气栓塞。

### 建议

用空气加压，尤其是静脉注射玻璃瓶，可能会在输入血液或液体后导致静脉空气栓塞。若你使用该技术，务必保持警惕。

附：在我写下这个病例之后，我问了非洲的朋友2020年是否还在使用玻璃血瓶，约6个国家的回应是他们不再使用。因此，即使资源匮乏时，你可能永远不会遇到玻璃血瓶。但由于它们的历史意义或仍可能被使用，我决定在本书中描述出来。

**译者评注**

　　作为临床麻醉医师，常常有人来咨询"乙醚麻醉"，这项早期的麻醉技术早已被其他更为先进安全的麻醉技术取代，同乙醚麻醉一样，玻璃瓶输血在临床中也已经几乎绝迹。回望这些"过时"的技术，译者觉得有几个意义，一是能更全面地把握麻醉技术的发展脉络，看到技术的缘起与发展；二是从原理上把握治疗技术，无疑这个高度是区别于按部就班照单抓药者。当然这些技术对于麻醉史或医学史研究者极具吸引力。

# 病例50 旧心电图机

参考文献

周磊 译　刘炽艺　刘岗　尹晴 校

你身处尼日尔，2021年的某天，你开始在一个只有一间手术室的小型健康使命医院工作。你自己的麻醉监测设备预计1周内到达。

在手术室里，你发现了一台1968年制造的老式惠普心电图机。它是手术室里唯一的麻醉监护器。手术室的护士告诉你它运行良好。

在这家医院，你的第一个患者是一位体弱的52岁男子（61 kg，159.1 cm，ASA ⅣE级），因腿部坏疽需行膝上截肢手术。据告知，患者运动耐量很差，也拒绝椎管内麻醉。你带他来到手术室，打开心电图机，可正常运行。你用600 μg芬太尼常规快速序贯诱导，气管插管后气道畅通安全。手术开始时，患者的生命体征都在正常范围内。20分钟后，患者失血过多，心电图变成一条直线。你紧急呼叫急救并确认患者已无脉搏。在外科医师的帮助下，心肺复苏立即开始。当你忙于心肺复苏时，手术室护士高兴地告诉你，患者现在的窦性心律恢复为每分钟72次。每个人都很高兴，并祝贺你复苏成功。你检查了患者的脉搏，但十分令人沮丧，无法感觉到任何脉搏，也测量不到血压，而心电图仍然显示心跳72次/分的窦性心律。当你命令继续抢救时，团队成员很困惑。不幸的是，30分钟后你宣布患者死亡。然而，接在患者身上的心电图机仍然显示72次/分钟的窦性心率。

*发生了什么？*

## ❓ 解答

这台机器是台演示机[1]。这种情况下，当不能检测到心电时，机器开始显示预先设定的72次/分窦性心律。

## 讨论

十分不幸，这件事就发生在我身上。因此，我总是教导别人，监护仪只是一台机器。如果监护仪上的显示与临床病情不符，你必须始终坚持检查患者[2]。若不这样做，对患者来说可能是灾难性的。

## 教训

监护仪只是一台机器。记得检查一下你的患者。

## 译者评注

　　该病例很有教育意义，临床工作中，虽然监测机器越来越智能与全面，但是单纯依赖机器数据，无疑是不足的，有些患者必须要人工查体和检查才能获得核心诊断依据。为更安全有效地梳理出正确的治疗逻辑，亲自查体获得患者带有体温的诊断信息，不仅可以对照机器数据，也有助于建立患者的立体信息轮廓。

资源匮乏时的麻醉实践 **经验与教训**

# 病例51 老式鸟牌呼吸机

 参考文献

周磊 译　刘炽艺　刘岗　尹晴 校

你刚抵达位于南非洲西海岸纳米比亚的一家医院，院方邀请你参观了医院的一般区域，并特别安排你参观医院的ICU。在ICU中，你发现唯一的呼吸机是Mark 10鸟牌呼吸器（图51.1，文后彩插图51.1）。你很熟悉这种呼吸机，但注意到驱动气体是100%的氧气，而不是压缩空气。一般认为长时间高浓度的吸氧可能会损伤肺[1-2]，但ICU的护士告诉你，他们目前为止没有发现任何肺部问题。你知道，当使用100%的氧气作为驱动气体[3]时，鸟牌呼吸机的吸氧浓度水平从51.5%到96.8%不等［译者注：过去的鸟牌呼吸机都只能接一种驱动气，通常是氧气，驱动气体的氧浓度就是吸氧浓度，如果用纯氧驱动，那吸氧浓度理论上就是100%，但是在实际应用中，由于各种因素（如设备设置、患者呼吸状态等），实际的吸氧浓度可能会低于100%］。目前一名患者正使用呼吸机通气，但使用的氧流速低。你告诉护士，在低流速和高吸气压时，吸入氧浓度最高[3]。如果患者能进行高流速、低吸气压的通气，就能较好的降低吸氧浓度（译者注：高流速通气意味着更多的空气被混合进入吸气气流中，这就稀释了吸入气的氧浓度。低吸气压意味着在通气时，患者需要较少的氧气来实现通气。高吸气压可能会导致较多的氧气进入患者的肺部，从而提高吸入氧气的浓度。通过降低吸气压，可以减少患者吸入高浓度氧气的量，有助于维持较低的吸氧浓度）。护士告诉你，医院资金有限，氧气又很贵，所以高流速吸氧不可能。

*你知道用100%的氧气通气是个问题，但你如何着手做出适当调整呢？*

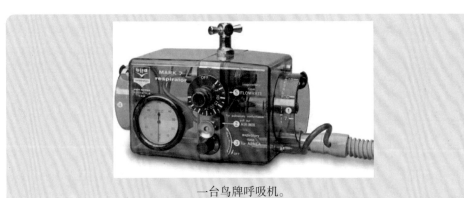

一台鸟牌呼吸机。

**图 51.1**

（图片来自Wood图书馆——麻醉学博物馆）

122

## ❓ 解答

这个问题你必须慢慢纠正。你不应让那些与你合作的伙伴感到不快。我的建议是行事要谨慎，不要成为"瓷器店里的公牛"（译者注："bull in a china shop"是一个英语习语，用来形容一个人在需要小心谨慎的情况下却表现得非常粗鲁或者鲁莽，不考虑后果，常犯错误或造成破坏，如一头公牛进入瓷器店，它可能会粗暴地碰撞、破坏瓷器）。如能获得压缩空气，那我会建议这样做。

研究表明，呼吸机可使用压缩空气作为驱动源，并向环境侧或加压侧添加氧气来运行（译者注：环境侧通常是指设备与周围环境相接触的部分，而加压侧则是指设备内部，用于产生和调节气体压力的部分。所以，这句话的意思是，我们可以在这两个部分中的任何一个添加氧气，来改变呼吸机输出的混合气体的组成）[4]。

## 👥 讨论

长时间高浓度吸氧可引起肺损伤[1-2]。因此，建议在使用鸟牌呼吸机或其他类似的呼吸机（如 Bennet PR1型呼吸机）时，应以压缩空气为动力，并根据需要添加氧气[3]。

20世纪70年代和80年代，南非几乎所有的医院都有鸟牌呼吸机。我记得在南非的纳塔尔省北部，德班市以北地区的一家医院里，某天夜间，ICU非常繁忙，5名患者都是术后通气的患者，所有的鸟牌呼吸机均被使用。当时，鸟牌呼吸机由100%的氧气驱动。约凌晨5点，一名护士冲进我的手术室，大喊"inyoni"坏了。当时我还在麻醉一位刺伤患者。就在护士冲进来时，我注意到我的麻醉机里的管道氧气压力正在下降。我迅速换上一个备用的氧气瓶。护士还在那里大喊着"inyoni"坏了。我告诉她我不明白她在说什么，于是她向我解释说，"inyoni"是祖鲁语中鸟的意思。突然我意识到，医院的管道氧气肯定是耗尽了。我让这位护士再找4位护士，开始用Ambu氧气袋给ICU患者通气。医院值班的机械师被叫来了。约早上6点，他进了我的手术室，我对他说："天哪，医院的氧气用完了，怎么会这样？"他直视着我说："这很简单，医师，你使用太多了。"随后他便离开了，30分钟后我们又有了管道氧气。

## 📋 建议

当你首次到达一个新地方时，悠着点。慢慢地、有计划地改变。从那些至关重要的事情开始，不要因为明显的原因惹恼当地人。这可能是我能给你的最好建议。

附：参考文献[3-4]是由Barrie Fairley医师写的，他是我的老主任，在1989年1月开始聘请我在斯坦福大学工作，他是一个十分优秀的人。

## 译者评注

纯氧吸入的损害近年来越来越受到临床关注，全身麻醉过程中需进行肺保护性通气策略，也要求我们将吸入氧浓度从以往的纯氧吸入降低到50%左右的吸氧浓度，按一般患者全身麻醉时分流量不超过10%计算，吸氧浓度30%~40%时，动脉血氧分压可达100~150 mmHg，混入的氮气对于肺泡的支撑作用可以减少全身麻醉后肺不张的发生，对于某些老年患者和肺功能障碍的患者，注意到这一点可以改善患者预后。

# 病例52 术中"渗血"

周磊 译 刘炽艺 刘岗 尹晴 校

参考文献

你已被派遣到几内亚比绍一家大学医院的麻醉科工作了4个月。那里的主要语言是葡萄牙语,但你的母语是英语。你正在学习葡萄牙语,并且医学葡萄牙语已很熟练。这家医院能培训医师和护士,麻醉科还可培训护士成为麻醉护士。某天你身边的护士已处于第三个月的培训,还有2名医学生在场。

当天的患者是一名10岁的男孩,营养不良(21 kg),拟切除疑似肾肿瘤。除很容易摸到腰部肿块和营养不良外,患儿无其他的健康问题。无麻醉史,无任何药物过敏史,家庭成员无全身麻醉不良反应史。你把患儿带到手术室,监测氧饱和度、心电图和无创血压,采用纯氧混合七氟烷诱导。患儿麻醉后,麻醉护士开通静脉,注射阿托品0.15 mg和维库溴铵1 mg,在插入直径为5 mm气管导管后,听诊双侧肺部通气正常,随后固定导管确保通畅。麻醉时吸入空氧混合气(氧浓度30%),麻醉维持采用吸入2%七氟烷、静脉输注芬太尼。30分钟后,外科医师遇到困难,并失血明显(300 mL)。红细胞压积从34%降至20%,可见血尿。你要求其父亲定向献血,并由护工把血液带到手术室。你把血给护士,用葡萄牙语让她核对和输入,她说她会的。你继续用英语和两名医学生讨论儿科麻醉。输血开始后,外科医师说他已控制了出血。心率和血压这些生命体征已得到改善,但尚未恢复到诱导前的水平。

约15分钟后,法国主治外科医师由手术区看向你,用不熟练的英语说:"John,手术区'渗血'很多。"

*你该担心么?如果是,你会怎么做?*

## ❓ 解答

你走到手术台前,停止输血。转向护士,问她是否核对了血液,她用葡萄牙语回答说:"NAO,ACHEI QUE VOCE FEZ"(没有,我以为你检查了)。

就在那一刻,护工走进了房间,他看起来很慌乱,激动地和护士说着话。交流过后,护士说护工很抱歉,他给错了血液。他拿着的另一个血瓶里装的才是正确的血液。

在南非的德班,这种事就在我身上发生过。一名专科住院医师给一位B型Rh阳性患儿误输注了约75 mL的A型Rh阳性血液。手术结束后,住院医师和我把患儿送到了ICU。我告诉住院医师留在ICU监护患儿到第二天早上,他一口应下。

该患儿机械通气持续了整晚，并进行了输液和呋塞米利尿治疗。我们放置了一根中心静脉导管来监测中心静脉压力，将其保持在15 cmH$_2$O左右。同时每小时采集尿样，并放置在ICU朝东的大窗台上。最早的样本被放置在最左边，下一个样本放在上一个样本右边，以此类推。我们期待着，血尿量会随着时间的推移而减少。第二日清晨，当我踏入ICU，我的住院医师整夜未眠，一直在收集尿液观察。他没有任何言语，只是面带一丝微笑，指向窗户，那时非洲的阳光开始照射进来。窗台上，左侧尿样中的血尿痕迹依旧鲜明，但当目光缓缓移向右侧，最末端的尿样已清澈见底。那一幕——非洲日出时分，晨光中的尿杯，映照着希望的曙光，永远铭记在我心中。让我们极度欣慰的是，孩子后来顺利康复。近10年后，一次海外航班上，一个年轻人走向我说："Brock-Utne医师，我想你不记得我了，但是……"

我看着他说："K. G，我怎么能忘记你呢？"

他笑着说："你那时对我很严格，但是那个孩子处理得真好，我学到了宝贵的一课。"

### 讨论

清醒患者输错血时，溶血性输血反应的体征和症状包括心动过速、恶心、发热、低血压、荨麻疹、血尿和腰痛，但麻醉患者溶血性输血的诊断要困难得多。只有高度警惕的医师才能挽救局面：血红蛋白尿（非手术引起）、出血倾向（切口渗血）或不明原因低血压需引起警惕。这个病例中，外科医师在输血后不久就注意到渗出量突然增加，提示意外情况。

如果你遇到这种情况，那便必须重新抽血交叉配血，并重新申请领血。不要输入之前交叉配血后申请到而还未输的血液，这些血液必须退回血库。

当我在挪威读医学院时，若需要用血，我们会带着患者的血液样本到医院的地下室确定患者的血型，然后从冰箱中取出一份供者的血液。交叉配血后，我们会再把血瓶拿上楼。所有这些工作都无人监督。在我读书期间，我见过多次输血错误。

致命性溶血性输血反应（hemolytic transfusion reaction，HTR）发生率为1/70万～1/30万次输血[1]。据报道，ABO不相容的红细胞输注发生率约为1/3000单位[2]。即使只输注了10～20 mL不相容血，也可以引起HTR的体征和症状[3]。反应的严重程度通常与输注的血液量、不相容类型和从输血开始到治疗前的时间长短成正比。当怀疑急性HTR时，必须立即停止输血，并通知输血服务部门。必须重新检查所有已交叉配血的血液制品。相关治疗主要是针对最严重的后遗症，即急性肾功能衰竭和凝血障碍，可通过静脉输液、输注呋塞米和低剂量多巴胺，尿量应≥每小时1～2 mL/kg。

输血时，医患主要担心可能传播肝炎和（或）人类免疫缺陷病毒[4]，但是，错输血的可能性是输血传播艾滋病毒的50～100倍[5-6]。

实验室评估包括尿液和血浆中的血红蛋白测定，其他验证溶血的测试，以及与基线水平比较的凝血功能检查（译者注：通常包括凝血时间、部分凝血活酶时间、国际标准化比值和血小板计数等指标）。

### 建议

术中输血后不久出现的渗血增加，应将其视为警告，提示可能输入了不相容血液。

作为麻醉科医师，即便你对这个国家的语言不熟练，也必须确保你的患者输血正确。正如可从我列举的德班病例中学到的，即使能交流，也可能会输错血，因此需要保持警惕。

### 译者评注

交接引起的医疗差错并不罕见，本病例中，由于血液交接时的差错，差点引发严重后果。麻醉工作中，我们也经常需要进行药品和患者的交接，信息的疏漏或者误解容易引起医疗差错，所以对于某些重要环节，要求多次确认，如重要药物交接后是否正常泵注、气管导管或者喉罩位置是否确切可靠、所有接口是否正确衔接和打开/关闭，这些交接过程中细节最容易忽略并可能引起严重后果。

# 病例53 除颤仪，当心了

参考文献

周磊 译 刘炽艺 刘岗 尹晴 校

作为唯一的麻醉医师，你在贝宁一家乡村医院工作2个月了。令人沮丧的是，当你抵达时，发现医院里没有除颤仪。你写信回国求援，某天一个相对较新的除颤仪到了。测试后，除颤仪工作正常，你很高兴。

约6周后，它便被派上用场。一名52岁男性患者（ASA ⅢE级）术中心脏骤停，心电图显示心室颤动（ventricular fibrillation，VF）。开始CPR，使用100%氧气通气并给予肾上腺素。你将除颤仪电极垫固定在患者的胸部，并示意正在做胸部按压的同事站在一边。你说："大家闪开。"

你按下按钮，释放400 J能量［译者注：室颤时，双向波除颤一般不连续，只除颤一次（120～200 J），而单向波可连续3次除颤（200 J—300 J—360 J），但现在的推荐单向波是直接使用最高能量360 J一次除颤，一般不会出现400 J能量］。就在按下按钮的瞬间，你看到一个护士还把手放在患者的胸前。患者抽搐了一下又倒在手术台上，恢复了窦性心律，而那个护士则被电流击飞，双臂乱舞，仰面跌落在离手术床约8英尺远的地方。随后她爬起身，神情茫然而困惑。在你的帮助下，她慢慢站了起来，摇摇晃晃地走到一个角落里躺下休息。

你回到患者身边，注意到所有手术室的工作人员都疑惑地看着你。

你转向他们，说："我刚才确实说过'大家闪开'"。

*那么，这是你的错吗？*

## ❓ 解答

是的，这是你的错。你应该为所有可能参与心肺复苏的医院工作人员行除颤仪的"内部培训"。由于他们从未见过除颤仪，因此必须让他们了解这种设备的优点和潜在的危险，这十分重要。

## 👥 讨论

这件事发生在我的一个好朋友Peter Desmarais医师身上。尽管他喊道："大家闪开"，一名麻醉医师还是抓着患者的手臂，最后被电击飞了出去，仰面躺在6英尺远的地方[1]。

## 📋 建议

为使医院工作人员能够熟悉新设备的使用和潜在问题，在其使用新设备时必须进行"内部培训"。

## 译者评注

新的医疗设备进入临床使用后，需要对接触使用者进行培训，并且建议不止一轮，受限于被培训者的学习状态，仍然很难保证所有人都能正确掌握，所以培训后的考核和定期复习也是必要的，务必使使用者有多次接触学习和更正错误的机会。对于一些高价值仪器，反复的培训至关重要。

# 病例54 牙关紧闭

参考文献

周磊 译 刘炽艺 刘岗 尹晴 校

作为一名麻醉医师，你刚到非洲东海岸的毛里求斯岛工作。

某天，一位48岁的锡克教徒（75 kg，180 cm，ASA Ⅰ级）要行肩部手术，你准备给他麻醉。患者拒绝区域阻滞。除面部留有茂盛胡须外，患者既往病史和体格检查都无异常。常规使用硫喷妥钠和琥珀胆碱（唯一有的肌肉松弛剂）诱导，虽手动面罩通气很容易，但张口困难，很难置入喉镜。最初考虑是与琥珀胆碱相关的牙关紧闭，但随后的神经刺激器检查显示患者肌肉反射消失。因开口受限严重，最终非常困难地置入了Macintosh 3号喉镜片，但几次尝试窥喉都未成功。最终，借助橡胶弹性探条，才置入气管导管保证了气道通畅。

*你认为患者为什么张口非常受限？*

## ? 解答

患者的部分长发在下巴下面紧紧地绑在一起，因此，开口非常困难[1-2]（图54.1）。请记住，锡克教徒的宗教信仰会阻止他们剪掉头发。

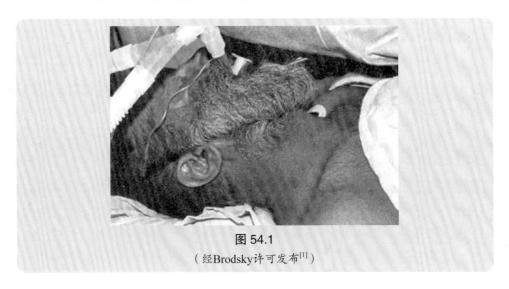

图 54.1

（经Brodsky许可发布[1]）

## 讨论

全世界锡克教徒超过2500万，大多数住在印度西北部的旁遮普邦。颈下的发带可以用一些弹性材料替换原来的非弹性材料，这可使口腔更易打开。未绑在下巴下面的头发在头顶扎成一个发髻，向前或向后移动发髻有时可放松下巴下的发带。如果已知一个锡克教徒使用发带，那么可以要求他在手术当天不要使用它，对此并无宗教异议[3]，但请注意，剪掉锡克教信徒的头发在他们的宗教里是一种罪行，不被允许[3]。

📋 **建议**

一个有胡子的锡克教徒可能在下颌位置系一根发带，从而造成困难气道，难以保证气道通畅。

💬 **译者评注**

对不同种族和民族患者进行麻醉时，要注意日常流程可能会卡壳及日常药物剂量不符合预期效果。由于基因差异和体格差异，需要注意流程和剂量的调整。本病例中由于文化和习俗差异，引起了患者发生困难气道的情况，如果能提前了解这些差异并早做准备，对于临床安全无疑是重要的。

# 病例55 诊断困境

参考文献

惠夏 译 刘美玉 尹晴 刘岗 校

马达加斯加岛上的一个农业区医院，你在那里已工作了6个月。一位65岁男性患者来院时主诉弥漫性腹痛伴呕吐，因而请你至急诊室。你是当时急诊室内唯一有资质的医师。急诊室员工已致电外科医师，他距离此地尚有30分钟车程。通过翻译，你向患者妻子询问病史，得知患者有痴呆症病史且易走失，经常被邻居送回家。除此之外，他非常健康，未服用任何药物。患者及其妻子均是农民。

体格检查，患者心率135次/分，心律规则/不规则，血压100/55 mmHg，呼吸频率22次/分，吸室内空气时氧饱和度96%。外周脉搏均可触及。无皮疹，除左踝轻微肿胀外，其余检查正常。患者妻子对脚踝问题一无所知，检查未发现骨折征象，于是你诊断为脚踝扭伤。检查发现全腹压痛，从面部表情判断为轻度到中度反跳痛。患者妻子自述对其排尿排便习惯并不知晓。你让患者坐起检查背部，听诊双肺均未闻及异常。用拳轻轻叩击腰部，患者也无不适反应。

对患者的心率过快，你感到担心，其妻子说患者从未向她提起过心跳过快不适。心电图显示心房颤动（atrial fibrillation，AF）伴快速心室率126次/分。你考虑电复律，但无食管超声来检查排除心房内血栓。最近一家既可行心脏复律也可做超声的医院，距此处也要有14小时车程。

*在等待外科医师对此"急腹症"病例诊治前，你还有哪个诊断未考虑？*

## ❓ 解答

蛇咬伤。

仔细检查肿胀的踝关节时，左踝关节外侧可见牙印。护士确认这看起来像是蛇咬伤。根据下文的讨论，患者得以成功救治。

## 👥 讨论

罗素蝰蛇（图55.1）咬伤，已有致阵发性心房颤动的报道，这些患者接受了抗蛇毒治疗，心房颤动神奇消失[1]。该患者入院时的实验室血样显示，凝血酶原时间（PT）和活化部分凝血活酶时间（APTT）紊乱，血小板计数低至53 000/mm³（译者注，$53 \times 10^9$/L）。肝功能、肌酸激酶、肾功能、血清电解质均在正常范围内。患者入院后总共给予了120 mL（12瓶）多价抗蛇毒，同时静脉注射头孢曲松2 g，每日1次，连用5天。他很幸运，未出现十分常见的抗蛇毒过敏反应。

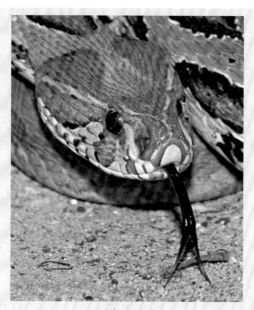

罗素蝰蛇。

**图 55.1**

（图片源自网络）

第二天，该患者的凝血指标、血小板计数和左下肢肿胀均有好转，心电图显示正常窦性心律，心室率68次/分。患者3天后出院，顺利康复。

蛇咬伤在世界各地都很常见，但在南亚和印度次大陆患病率更高（译者注：印度次大陆，也称为南亚次大陆或印巴孟次大陆，是南亚的一个地理区域。它位于印度板块，从喜马拉雅山脉向南延伸入印度洋，大体位于北纬8° ~37°，东经61° ~97°，总面积约为430万平方千米。由于受喜马拉雅山阻隔，形成一个相对独立的地理单元，但面积又小于通常意义上的大陆，所以称为"次大陆"。在地缘政治定义上，它通常包括孟加拉国、不丹、印度、马尔代夫、尼泊尔、巴基斯坦和斯里兰卡等国家）。蛇咬伤最常见的并发症有局部肿胀、咬伤部位出血和凝血功能障碍。中毒是指毒液通过被有毒动物咬伤或刺伤，注入体内的过程。蛇咬伤是一种在全球各地均易被忽视的疾病。据估计，全世界每年发生180万 ~250万起毒蛇咬伤事件，导致至少10万 ~12.5万人死亡[2-6]。

印度次大陆上，一些常见的能够造成致命毒害的蛇有印度眼镜蛇（naja naja）、普通金环蛇（bungarus caeruleus）、罗素蝰蛇（daboia russelii）和锯鳞毒蛇（echis carinatus）[7]。

罗素蝰蛇咬伤可导致局部肿胀、局部坏死、凝血功能障碍、神经毒性、肾毒性、心脏毒性和肌肉毒性[8]。罕见时，也会发生缺血性心脏事件[9]、心律失常[10]和心脏压塞[10]。罗素蝰蛇的毒液中含有凝血因子V和X激活剂等成分，这些成分在咬伤的受害者体内产生高促凝潜力，从而导致毒液诱导的消耗性凝血功能障碍[11-12]。

蛇咬伤后，时有急性心肌梗死等心脏并发症的报道[1]。Sogut O等[13]报道了1例被蛇咬伤后出现心房颤动伴短暂性脑缺血发作（由于抗蛇毒血清治疗后的速发型超敏反应），给予皮下肾上腺素治疗的病例。Virmani[14]报道了1例老年妇女被毒蛇咬伤后出现心房颤动的病例，该患者无既往病史。她接受了赛罗卡因（译者注：别称"利多卡因"）和抗蛇毒的治疗。连续心电图监测显示该患者在48小时内转复为窦性心律[14]。Nayak NC等报道了1例蛇咬伤后出现低血压、窦性心动过速、窦性心动过缓、房室传导阻滞和急性心肌梗死等并发症的病例[15]。

蛇咬伤还能引起肌无力呼吸肌麻痹。我的同事，德班一位优秀的ICU医师Neil Goodwin，讲述了这样一个故事。

"一天晚上，当我路过急诊室时，看到一名男子被推进来。看得出他呼吸困难。当我走近时，发现是德班蛇公园的经理，因我常去他的公园而结交，已是我的朋友。经理用他虚弱的右臂指了指左肩区域。在那里，我看到了两个小的咬痕。我立即给他注射了抗蛇毒血清，并用急救呼吸囊辅助他呼吸，并安慰他。大约15分钟后，他能自主呼吸和说话了。经理后来告诉我，在被蛇咬伤后，他立刻跳上车开去医院，到医院时他摇摇晃晃，艰难地走了进来。我发现他的时候，护工已经用轮椅推着他了。"

经理赠予了Neil德班蛇公园的终身免费卡。

### 📋 建议

诊断不明时，总需要对患者全面检查，若身处南亚和印度次大陆工作，这尤其重要，否则会发生令人后悔的事件。毒蛇咬伤可能导致心脏等并发症，最重要的是，要预料到可能会有心脏异常，如心房颤动。请记住，抗蛇毒血清可能治疗心房颤动。

**译者评注**

　　熟悉当地特有的疾病十分重要。蛇咬伤的处理原则包括安全转移患者、尽快控制呼吸抑制和休克、使用抗毒血清、处理并发症（凝血功能障碍、横纹肌溶解、肾衰竭、抗毒血清过敏）。蛇咬伤的伤口也存在破伤风可能，应予以预防治疗。各地不同种类蛇的特点和治疗细节可参阅WHO或当地指南文件。

　　非洲蛇咬伤——非洲蛇咬伤的预防和临床管理指南（Guidelines for the prevention and clinical management of snakebite in Africa）。

　　东南亚蛇咬伤——Warrell DA著，蛇咬伤的管理指南（Guidelines for the management of snake-bites）。

　　澳大利亚蛇咬伤——White J.著，南澳大利亚蛇咬伤与蜘蛛咬伤的管理指南（Snakebite & spiderbite management guidelines South Australia）。

# 病例56 麻醉设备墓地

惠夏 译 刘美玉 尹晴 刘岗 校

地中海南岸，南突尼斯的一家中型医院，你已待了约1周。某天，你将患者转入一个拥有4张床位的ICU行术后通气。这是你第一次来这个ICU，你对4张ICU病床配了4台来自不同国家不同品牌的呼吸机感到好奇。为患者接上其中1台重症呼吸机并监测生命体征后，你跟ICU护士交班并询问："为什么你们有这么多不同的呼吸机？还来自4个不同国家？"

她看看你，说："这是我们从海外获得的捐赠。但过不了多久，它们就会出现故障，而我们不会修。你看到角落里有一个大型的、闲置的呼吸机了吗？它创下了纪录，因为只在一个患者身上工作了90分钟就失灵了。多亏ICU护士反应迅速，才用急救呼吸囊救了患者的命。"

你看着那台机器，感慨道："那太糟糕了。"

她答道："跟我来。"

她将你带到一个叫作"设备室"的房间，就在ICU隔壁。该房间12 m×15 m，堆满了麻醉机和呼吸机，一台叠在另一台上。

"这些都坏了，"她告诉你，"非洲各地的医院里，都有麻醉设备'墓地'的现象。大型西方组织和小型教会团体都向我们捐赠设备，但正如我告诉你的，用不了多久，它们就没法用了。真的很可惜。"

她继续说道："如果你去产房，你会看到一个类似的房间，里面装满了废用的恒温箱。无论是麻醉机（集成或未集成呼吸机）、独立呼吸机还是恒温箱，这些都只是设备'墓地'中捐赠设备的冰山一角罢了。"

那么，*资源匮乏时，你有什么解决之道可尽量减少或消除这种设备"墓地"现象吗？*

## ? 解答

各种解决方案浮现于脑海。

1.亲自检查"墓地"中所有无法运行的机器。在某个非洲国家，我在这样的'墓地'里待了一天，修复了40%的机器，主要故障原因是插头或保险丝损坏。

2.大多数捐赠的机器都是二手的。但是，任何机器在捐赠前，都应有一个证明，证明它已经按接收国的规格进行了检查/翻新。同样，受捐赠国也不应接受未经检查过的设备。

3.必须用设备受捐赠国的语言编写使用手册。在许多情况下，手册是用中文、俄语、德语等当地人未能看懂的语言编写的（见病例1）。

4. 医疗技术人员定期上门维护和修理捐赠设备的费用，应由捐赠人支付。只有在安排好之后，才能捐赠设备。理想情况下，捐助者应长期承诺支付费用。

5.最佳解决方案是把资源匮乏地区的技术人员派往捐助国，对他们进行生物医学工程培训。

6.在捐赠者资助下，由受过海外培训的生物医学工程师在各地举办培训班，将非常有价值。相反，派遣一个不了解受捐赠国语言，而只会说母语的工程师是没有用的。我了解到，这种情况确实发生过。

7.若捐赠监护仪，则必须同时提供保险丝和记录纸（如心电图纸）。必须有足够1年（最好是2年）使用的耗材和备件。

8.向医院技术人员介绍区块链技术可能非常有价值（译者注：区块链是一种分布式数据库技术，最初是为支持比特币这种加密数字货币而开发的，但后来被广泛应用于各种领域。它的核心特征是将数据以区块的形式链接在一起，构成一个不断增长的链。这些区块包含了交易、信息或其他数据，它们通过密码学技术相互链接，以确保安全性和完整性。区块链技术已经在金融、供应链管理、医疗保健、不动产管理、投票系统等各种领域得到应用。认为是一种具有潜力的革新技术，可提高数据安全、透明性和可信度，减少对中间人的依赖，以及促进创新）。

## 讨论

各机构必须停止"倾倒"无用的旧（垃圾）设备。捐赠前，设备必须经过检查并确认能正常运转。对一个组织/公司来说，通过捐赠无法使用的设备来申请减税是不良行为。然而，公平地说，受益于二手设备的捐赠，许多儿童和成年人得以存活至今。

我目睹过20世纪70年代，在美国和西方世界宣布吸入剂甲氧氟烷为有毒药物后，向非洲大量捐赠甲氧氟烷，而有毒药物是指在正常剂量下每次都会引起毒性反应的药物。

## 建议

如贵院获捐的二手设备存在问题，那么应当建议医院写信给捐赠者。在信中声明，医院未来将只接受可正常运行的捐赠品。随后可在信中附上上述建议中的部分或全部。

**译者评注**

　　援助资源匮乏地区极具挑战，不仅是硬件设备的单纯转运，更重要的是制度和人员教育的"移植"。制度的"移植"需要适应当地本土化的具体要求，作者已详细列举了一系列卓有远见的方案。人员教育是效率极高的手段，事实上本病例的作者——一位非电气工程师专业的麻醉医师——用一天时间就能让40%的仪器重新运行起来。此外，捐赠设备的设计应考虑使用环境的限制。成本、耐用性和易用性是关键设计要素。摒弃冗余的功能，保障在撞击、极端温度、灰尘、停电等场景中的使用。

# 病例57 机动车意外事故

参考文献

惠夏 译  刘美玉  尹晴  刘岗 校

作为一名麻醉医师，你被请至急诊室评估6名机动车事故（motor vehicle accident，MVA）的伤者，而急诊室医师，还远在30分钟车程之外。你所在的健康使命医院位于非洲西海岸的国家科特迪瓦。

通过法语翻译，你逐渐拼凑出这6人的故事。他们是一家人，刚参加完葬礼。葬礼地离他们家有4小时车程。他们的两厢福特安格里亚（1963年产的一款四座车）如今已化作一堆废铁。幸运的是，事故就发生在医院外。所有人都被送进急诊室由你检查。他们的生命体征都在正常范围内，格拉斯哥昏迷评分15分，血氧饱和度100%。患者均主诉腹部绞痛、头痛、严重恶心和嗜睡。6人中2人呕吐，但都无腹泻。一名老年女性患者膝部以下胫骨骨折。经检查，其他人均无明显外伤，但6例患者腹部均有压痛，无反跳痛。腹部听诊时，可闻及正常的肠鸣音。他们否认服用任何违禁药物，但他们享用了一顿自制酒搭配的鸡肉宴。基于自制酒饮用史，你怀疑葡萄球菌性食物中毒，于是给予静脉输液和止吐药。随后，你致电外科医师来处理这位女患者的胫骨骨折。

*你是否漏诊？*

## ❓ 解答

一氧化碳（CO）中毒。

## 👥 讨论

当两名或两名以上患者同时出现相似症状时，务必考虑一氧化碳中毒的可能。此例中，一氧化碳暴露是由排气系统故障造成的。一氧化碳从车辆底板进入了汽车的乘客舱。通过静脉输液和经鼻吸氧保守治疗，所有患者均存活。

类似的病例也有过报道，是一名年轻女性患者，不幸的是她去世了[1]。在该病例中[1]，车主未意识到该问题，但他承认，如果开车超过30分钟就会感到重度头痛和恶心。随后对这辆安格里亚汽车进行检修，发现排气管上的螺栓损坏，排气夹也不见了。后排乘客甚至可以通过汽车底板上的洞看到路面。这些故障直接导致了乘客的一氧化碳中毒。

随着催化转化器问世，意外甚至致命的一氧化碳暴露已经罕见[1]，但驾车或乘车时一氧化碳中毒的文章，已有数篇[2-5]。一名24岁的男子在一辆怠速而未行驶的车辆上意外死于一氧化碳中毒。被发现时，患者已无反应，樱桃红色尸斑，碳氧血红蛋白（COHb）饱和度为59%[2]，而正常值应低于2.3%。

Raub和Benignus[6]推测，当COHb浓度达到15%~20%时，可观察到视力障碍和行为改变。

既往存在心脏病的患者COHb浓度达到10%时，可能会经历更严重和更长时间的心绞痛[7-8]，COHb浓度超过15%时，则会增加心肌梗死的风险。相比之下，平素体健者在COHb浓度达到10%时只表现为呼吸短促。

1999—2010年，美国约5149人死于意外、非火灾相关的一氧化碳中毒[1]。在许多国家，一氧化碳是致命性中毒的重要病因。众所周知，死于一氧化碳中毒的人数经常被低估和（或）错误分类[9]。

一氧化碳中毒的主要鉴别诊断包括病毒性感染和胃肠炎。给一氧化碳中毒患者吸入100%氧气后，症状将完全消失[9]。

一氧化碳取代氧气，优先与血红蛋白结合产生COHb，降低全身动脉氧含量。溶解在组织（特别是心脏和大脑组织）中的一氧化碳，通过结合细胞色素，产生大部分的一氧化碳毒性。因此，引起毒性的是溶解的一氧化碳，而不是COHb。

### 📋 建议

牢记以下要点：

1.当两名或更多患者同时出现相似症状时，总要考虑一氧化碳中毒。

2.最常见的误诊是流感或食物中毒。

### 💬 译者评注

在资源匮乏地区行医的麻醉医师，需要成为具备除手术技术外的多学科知识的"万金油"式医师。一氧化碳中毒并不罕见，但此例中一氧化碳的来源颇为少见，来自存在设计缺陷的老式汽车而这些汽车当今在资源匮乏地区依然存在。一氧化碳的暴露来源，除常见的排气不当、不充分燃烧等场景产生外，还出现于以下情况：①在通风不良环境中操作机动车，如仓库、车库、排气管被积雪堵塞、无钥匙汽车未熄火；②地下电缆起火产生大量一氧化碳渗入建筑物内；③使用水烟袋；④停电时使用便携式汽油发电机不当；⑤摄入二氯甲烷（工业溶剂、除漆剂成分，可由肝脏代谢产生一氧化碳，而非环境来源）。

# 病例58 医师，我的妻子死了

惠夏 译　刘美玉　尹晴　刘岗 校

参考文献

作为麻醉医师，你在尼泊尔北部的一家小型健康使命医院工作了6个月。医院位于海拔12 000英尺的一个小村庄里。一个冬天的晚上，你正在自己的房间里。突然，一阵急促的敲门声，手术室的一名护士惊慌失措地冲进来告诉你他妻子去世了。你紧随他的脚步，跟着他来到了他离医院约500米的家中。室外温度为-26℃（-15℉）。他告诉你他去附近一个村庄探亲3天刚回来。

一走进小屋，你便认出了他的妻子，她似乎在壁炉前的椅子上睡着了。炉膛里的余烬已熄灭，整个房间笼罩在一片寒意中。护士试图叫醒妻子，但她看起来浑身僵硬而毫无反应。你看到他在摸妻子的脉搏，但随后转向你，摇了摇头。

*你该怎么办？*

**? 解答**

请求对患者体格检查。

**讨论**

1970年，我在挪威一个叫索格达尔的村庄当全科医师[1]，该村庄位于卑尔根北部的峡湾区。在这片被冰雪覆盖的北国之地，我遇到一个与上述病例颇为相似的病例。

一个冬天的晚上，我接到一个小农场的出诊求助。上车后，我们在覆盖着冰层的路面上前行了约12英里。道路两侧，积雪像一堵12英尺（约3.66米）的小高墙，如同在隧道中穿越。我请农场主在路上放了把椅子作为农庄的指引。到达农场时，农场主的大儿子穿着越野滑雪板迎接我。他把我带到主屋旁的一间小屋。我发现老农夫Olaf躺在床上，浑身冰凉，毫无反应。在我们大家看来，他已经去世。但作为医师，我拿出了听诊器。我本没希望会听到什么，但突然间，一声心跳传来，接着又是一声，心率为每分钟26次。我对农场主的大儿子说："有心跳，快喊救护车。"

我立即给Olaf开放静脉并注射了1 mg的阿托品，除此之外也无计可施，随后我又给他注射了100 mg氢化可的松。我们用羊皮包裹着他，再用雪橇把他带到半英里外的路边。当我把他转运到救护车上时，他还是没有意识，我真的不认为Olaf还能活着回到这个农场了。整个救护车的行程（包括一次轮渡）约5小时。

两天后，我接到Olaf的电话："医师，谢谢你救了我的命。现在我回家了，但所有的家具什么的都从我的小屋子里搬走了。我不知道该怎么办。"

我告诉他别担心，我会处理。然后我打电话给农场主的大儿子，告诉他："你有一个小时时间把所有东西都搬回Olaf的屋子。"

约2小时后，Olaf又打来电话："我不知道你做了什么，医师，但所有东西都回到了我的小屋子里。非常感谢你，愿上帝保佑你。"

显然，Olaf的家人也认为他们不会再见到Olaf了，于是把他的财产分给了兄弟姐妹。

另一个故事来自我父亲，他于1935年在奥斯陆大学获得了医学学位，成为一名医师[1]。作为一名医学生，他曾在大学附属医院的太平间兼职做助理。一个冬天的清晨，我父亲突然看到一具尸体在动。他叫来了太平间的老员工，说："那具尸体在动。"

太平间的看管员严厉地看着我父亲，说："你只是个医学生，医师都说他死了，他就是死了。"

话音刚落，尸体坐了起来，说："给我喝点东西。"

低体温定义为核心温度低于35℃。初始处理不仅要复温，还要常规复苏[2]。复温技术有三种：①首先是被动复温，包括将患者从寒冷的环境中移出，并覆盖干燥、未加热的毯子。②主动表面复温，包括在体表施加外部温热源，如加热毯、热水瓶或温水（通过浸没的方式）。请注意，在核心温度升高前，初期可能会有核心温度下降，这是因复温后外周血管舒张，血液循环（重分布），寒冷的四肢灌注增多所致。若患者有冷利尿且液体复苏不足，血管快速舒张可能导致低血容量性休克。挪威北部冬季，我们在北约演习中的一项研究表明，使用覆盖手部的负压装置来扩张血管，对患者复温有益[3]。最近，我参与了一个应用双下肢的新型热加压装置，观察围手术期保温效果的研究[4]。③主动核心加温，包括吸入热的呼吸气体，温热液体的静脉输注、血液透析、腹膜透析、肠内和膀胱冲洗，最后是体外血液复温。体外循环复温中最著名的病例是挪威北部的一名护士，经过体外循环复温，她从13.7℃的意外低体温致循环骤停的病情中幸存下来。不久后，她重返工作岗位，大脑的各功能良好[5]，但在大多数资源匮乏的环境中，可能缺乏主动核心升温设备。

与其他低温患者相比，乙醇中毒的低温患者心律失常最为少见[2]。因此有学者认为，低温时，乙醇可能有心脏保护作用[2]。

### 🗒 建议

1. 低体温经常被忽视。
2. 对于低体温的患者，听诊心跳不应少于4分钟。
3. 首次接诊低体温患者时，观察到生命体征，是一个良好的预后指标。
4. 深度低温时，已有许多患者成功复苏，所以不要轻言放弃。

### 💬 译者评注

　　低体温时的心肺复苏存在挑战，不能简单套用常温时的CPR流程。在识别方面，需要区别因低温引起的体征（下颌僵硬可被误判为尸僵，心电图J点抬高可被误读为ST段抬高，低呼末二氧化碳可能是低代谢而非低灌注所致）。外周脉搏难以触及，常需检查中心脉搏满1分钟（而非10秒），有条件时，首选TEE视觉判断心脏搏动更为敏感。出于低体温对神经功能的保护作用，应持续尝试CPR，有时可达数小时仍有神经功能完全康复可能。即使处于重度低温（核心温度13.7～24℃）的假死状态，依然有复苏可能。核心体温<13.7℃时，不可逆的低体温将导致死亡，无复苏可能（参考UpToDate"成人意外低体温"词条）。

# 病例59 如何处理钠石灰

参考文献

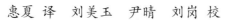

惠夏 译 刘美玉 尹晴 刘岗 校

非洲西海岸的利比里亚，你所在的医院刚获赠一台装有钠石灰罐的新麻醉机。钠石灰由另一个捐助国提供。负责麻醉设备的护士告诉你，她从未见过钠石灰，她想知道如何处理使用过后的钠石灰。麻醉机和钠石灰的说明书都是中文的。

*你会怎么跟她说？*

## ? 解答

在美国，钠石灰和（或）其塑料容器被放置在受监管的医疗废物"红袋子"中焚化[1]。

在资源匮乏的环境中，必须遵循当地、区域和国家的法规。

为了环保，钠石灰不应随意丢弃到环境中。

## 讨论

了解吸收剂的环境影响十分重要。钠石灰的pH可高达14，因此根据国家规定应作为危险废物处理。它所含有的氢氧化钠具有腐蚀性。钠石灰中的挥发性麻醉剂可降解为一氧化碳、化合物A-F和甲醛。重要的是，其处置不应影响地下水。

Amsorb Plus®是一种pH小于12的吸收剂，因此认为对地下水和垃圾填埋场更安全。此外，Amsorb Plus®声称分解成的有机化合物无害。然而，如果所在医院有不同类型的钠石灰，为避免在哪些应焚烧及哪些不应焚烧的问题上犯错误，所有的钠石灰都应焚烧。

空容器或衬垫可能有残留的钠石灰，因此也应安全处理。

任何情况下，都不应将钠石灰散布在地面上或埋入医院的地下。

请注意，手术室内会产生大量的固体废物，在美国，占医院总废物的20%～30%[2]，低资源地区，废物可能会少一些，但也占了15%～20%（Mary T. T. Khaing个人意见）。麻醉废物占手术室废物的25%[3-4]。

除了钠石灰废物，需强调的是，一些非污染的固体废物（像静脉输液用的固体塑料袋等）不应错放入"红袋子"中，从而进行不必要的能源浪费和可能产生有毒物质的灭菌过程[5]。另外，受管制的废物也不得置于未受污染的固体废物容器中。否则，可能会给环境带来无法估量的危险[5]。

## 📋 建议

钠石灰不得丢弃到环境中，应遵守当地、地区和国家的法律。作为当地的国外友人，你应该是环境保护的倡导者。

### 💬 译者评注

围手术期服务是最耗费资源的医疗服务，可产生大量医疗废物。手术室排放源有医疗耗材，以及药品、吸入麻醉剂和设施能耗。如温控新风系统可占手术室能耗的九成以上。可通过以下策略促进改变：可复用材料的碳排放低于一次性材料且并未增加感控事件。例如，修复手术剪而非简单丢弃可使碳排放下降20%，并使使用周期成本节约1/3；使用最低新鲜气流速或采取区域阻滞等方法可减少吸入麻醉剂这种强温室气体的排放；使用感应开关可减少手术室的能源消耗；可回收旧材料高达医疗废物的55%，垃圾分类和回收再利用可减少环境压力。

# 病例60 压缩气体钢瓶

参考文献

惠夏 译 刘美玉 尹晴 刘岗 校

你刚刚抵达西非赤道几内亚的一家小医院。目前仅有的麻醉及急救药物有硫喷妥钠、琥珀胆碱、氧化亚氮、哌替啶、维库溴铵、阿托品、新斯的明、肾上腺素和麻黄碱。

医院只有一间手术室,图60.1是唯一的一台麻醉机(同病例4)。麻醉机左侧,你看到一个黑白色的气瓶。右侧是两个氧化亚氮气瓶和一个黑白色的气瓶。气瓶的颜色标识与你以往所见的不同,例如,国际上,氧气瓶是白色的,在美国则是绿色的;空气瓶的标识在国际上是黑白色的,在这里,黑白气瓶中却装有100%的氧气。

你查看左边的气瓶,看到压力表显示氧气足够。两个氧化亚氮气瓶上,压力表指针指向最大值,表示全满。你询问麻醉护士最后一次使用麻醉机是什么时候,她告诉你"两天前"。她还告诉你,机器没有问题,因为所有患者清醒后的状态良好。

*在麻醉诱导前,对加压气瓶需要有哪些必要的了解?*

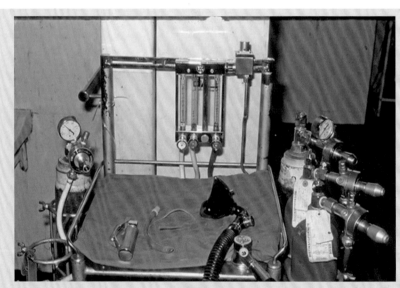

麻醉机。

图 60.1

(由JGBU提供)

**？解答**

1.氧气瓶中装的是非液化氧气。随着消耗，气瓶内压力稳步下降。因此，压力表上的压力可用来测量气瓶内的氧含量。当然，你也可通过称重气瓶来估计气瓶内剩余的氧含量。

2.氧化亚氮气瓶装的是液化氧化亚氮。气瓶内的压力取决于液化气体的蒸汽压力，而非气瓶内液态氧化亚氮的含量。因此，所有的液化氧化亚氮蒸发殆尽前，氧化亚氮气瓶内的压力几乎恒定。一旦液化气体耗尽，压力便会迅速下降。下降的速度将取决于气体消耗的速度（因此，压力表上的压力不能用来测量气瓶内的氧化亚氮含量）。当然，你也可以像氧气瓶中估计剩余氧含量一样，通过称重氧化亚氮气瓶来估计气瓶内剩余的氧化亚氮含量（图60.2）。

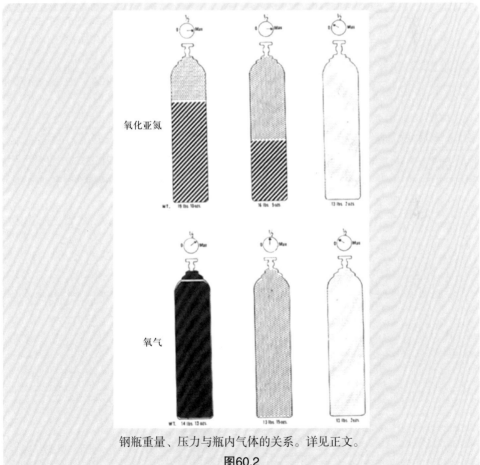

钢瓶重量、压力与瓶内气体的关系。详见正文。
图60.2
（经许可转载自Dorsch and Dorsch[2]）

## 讨论

由于缺乏低氧或低氧化亚氮水平的警示，进行麻醉时需格外警惕，必须持续关注流量表的参数。

我曾看到一位麻醉学教授（肝功能异常）接受开腹急性阑尾切除术时，另一位麻醉学教授通过此类机器，使用硫喷妥钠、琥珀胆碱、哌替啶[1]和氧化亚氮（氧化亚氮：氧=7：3）对其进行麻醉。手术持续了20分钟，患者无不适和记忆，令我印象深刻。

## 建议

当使用加压气体容器时，了解压力表意味着什么至关重要[2]。

## 译者评注

在资源匮乏地区的设备通常缺少标准化的管理。因此，了解各类设备的基础数据关乎医疗安全。以本病例中的钢瓶为例，典型的E型钢瓶外径为4.25英寸（约10.8 cm），高度为26英寸（约66 cm），空瓶重量为14磅（约6.35 kg）。装有液化氧化亚氮的E型钢瓶，当液态物蒸发殆尽、瓶内压力开始从745 psi（pounds per square inch）下降时，瓶内氧化亚氮含量约为250 L。此后压力表数值随气体消耗而等比例下降。在此之前可采用称重的方法判断瓶内氧化亚氮含量。

# 病例61 颈部脓肿

惠夏 译 刘美玉 尹晴 刘岗 校

参考文献及
推荐阅读

你已在摩洛哥南部的一家健康使命医院工作6个月，你的法语逐渐熟练，可相对轻松地与人交谈。

现已深夜，外科医师请你去急诊室访视一名患者。该患者右颈部有一个巨大的脓肿（图61.1）。外科医师想在手术室进行全身麻醉下切开引流。

经检查，这是一名34岁的女性患者，她发现颈部脓肿3～4天。过去8小时里，脓肿增大，异常疼痛。因此，她来到医院。经检查，她的体温是100.5 ℉（译者注：约38.0℃）。她告诉你她感觉不适，因疼痛，其张口困难，尽最大努力张口时，上下门齿间距离也仅1 cm。由于吞咽困难，她最近10小时无法进食进水。她颈部僵硬且伴有颈部淋巴结肿大。皮下脓液，表现出局部炎症的迹象。可触及硬结，上覆皮肤有些水肿（图61.1中不明显）。其他生命体征为心率90次/分，血压160/90 mmHg，血氧饱和度96%。胸部听诊呼吸音清。她表示其他方面她都很健康，无结核病史。

*该患者，你认为最安全的麻醉方式是什么？*

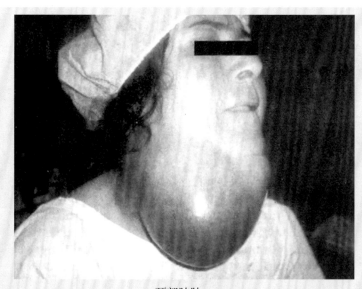

颈部脓肿。

图 61.1

（经Dabbagh et al.[2]许可转载）

### ? 解答

外科医师行脓肿切开前后，用局部麻醉剂氯乙烷持续喷洒脓肿。通常，切一刀便已足够，用手指挤出脓液时务必轻柔。请慎用止血剂（译者注：除局部麻醉作用外，氯乙烷会迅速蒸发，从而有吸热的作用，可收缩伤处血管，起到止血的作用）。

### 讨论

氯乙烷是一种低沸点的液体，因此容易蒸发。蒸发时，所耗的汽化潜热便足以冷却皮肤。冷却后，皮肤对手术切口相对无痛感。

如果你建议局部浸润麻醉，这并不是个好主意。不建议在任何感染部位或其附近注射，因为可能造成感染扩散。更重要的是，因为感染组织的pH变化会削弱局部麻醉药的临床效果[1]，阻滞也可能不太有效[1]。有学者尝试阻滞远离感染病灶的神经，但这并非经常有效[1]。这一点通过询问牙科感染患者便可验证。

我已经多次使用氯乙烷技术，效果十分好。不幸的是，有一次我去支援一个同事，他给一个颈部巨大脓肿的患者做了面罩吸入麻醉。患者充分麻醉后，外科医师切开了脓肿。不幸的是，患者因误吸脓液至肺部，最终身亡。这种误吸最可能是由外科医师过于粗暴的手指探查所造成的。

如果有纤维支气管镜，可以加以使用，但我建议尽量减少[2]或不使用镇静药物。患者应保持坐姿[3]，首选经鼻插管[2]。此外，插管可能非常困难，不应该由新手尝试。

### 建议

切开颈部脓肿必须高度谨慎小心。若可能的话，我强烈建议氯乙烷麻醉。

### 译者评注

即使身处设施完善的发达地区医疗机构内，此例患者对麻醉医师来说亦是挑战，而在资源匮乏地区，尤其应当谨慎处置。任何形式和剂量的药物一旦影响意识，均可能打破患者自身呼吸功能的代偿平衡，使氧合急转直下。作者巧妙地利用了氯乙烷的理化特性进行麻醉，规避了气道管理的难题。氯乙烷常用于运动冷冻喷雾商品中，市场上获取方便，价格低廉。其沸点仅为12.3℃，通常以液态储存在高压金属罐中。使用时喷射至常温常压环境中，接触温暖皮肤而转为气态，可吸收热量产生冰冻镇痛效果。

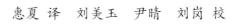

## 病例62　多哥的1例急诊剖宫产

参考文献及推荐阅读

惠夏 译　刘美玉　尹晴　刘岗 校

西非海岸的小国多哥，你被派驻在其南部的一家医院工作。今天，有台急诊剖宫产手术，患者18岁（孕1产0），孕37周，未行产前检查。6小时前，产程发动。宫颈已经扩张到7 cm，并且（宫颈管）完全消失。基于胎儿额先露，决定行剖宫产。患者拒绝脊麻选择了全身麻醉。

检查中，你发现患者焦虑并诉腹痛。心率100 次/分，血压140/80 mmHg，体重181磅（82 kg）。无发热，小腿和骶部中度水肿。无气道水肿征兆。可看到她的躯干和腹部遍布瘀点。她说这是两天前出现的，当时她感觉不舒服。没有牙龈活动性出血的迹象。气道评估Mallampati 2级，开口度和颈部活动正常。急诊室未使用过降压药。血液送至急诊室行血型检测和筛检特定抗体，并通知你备好2个单位红细胞。血细胞比容为33%，尿液中未检出蛋白质，无其他实验室检测结果。由于时间已经接近凌晨2点，而且还有更多的患者在等待，外科医师急于手术。

*基于这些体格检查，你是否担心什么？如果有，是什么？*

### ? 解答

当询问患者"不舒服"的具体表现时，其表示自觉高热，随后出现瘀点。根据这些信息，可初步诊断为登革出血热，并安排了血小板计数检查。结果发现血小板严重下降（$9 \times 10^9$/L）。

### 讨论

在这个病例[1]中，患者术前输注8个单位富血小板血浆。血小板计数增加到20000 mL（译者注：原文有误，查阅文献1，此处应为$20 \times 10^9$/L）。为防止意外发生，给予防误吸措施（枸橼酸钠[3-4]、雷尼替丁[5-6]和甲氧氯普胺[7-8]），全身麻醉顺利[2]，随后取出一名健康男婴（Apgar评分为7分和10分）。剖宫产时发现此患者腹腔积液严重[1]。

次日，因IgM ELISA登革热血清学检测阳性，诊断其为登革出血热和登革肝炎。剖宫产术后两天，肝酶恢复正常。1周后出院。

此例与HELLP综合征（溶血，肝酶升高，血小板减少）的鉴别诊断并不算离谱，但间歇性高热的存在使此例最终诊断为登革出血热。此外，也有报道称登革出血热患者无气道水肿[1]，而先兆子痫常有气道水肿表现[9]。同时，该病例排除病毒性肝炎非常重要，以通过戊型肝炎、乙型肝炎表面抗原和丙型肝炎病毒抗体的病毒标志物来检验。在本病例[1]中，这些指标均正常。

登革热感染是由埃及伊蚊传播的，在叮咬感染登革热的人类后，该蚊子便会携带病毒。潜伏期为5~8天。临床感染的表现各异，可从轻症到自限性发热综合征（典型登革热），甚至登革出血热（其特征是血小板减少、出血症状和血管通透性增加）不等。登革休克综合征的特点是循环不稳定。

典型的登革热表现为2~5天的发热，通常是双相的，但也并非总是如此。除发热外，还可伴有头痛、肌肉痛、关节痛、恶心、呕吐和皮疹。

在先前的另一个病例报道中[10]，一名产妇剖宫产后伤口持续大量出血，便是因为患者在手术时漏诊了登革热。该报道笔者还描述了感染从母体到胎儿的垂直传播[10]。

每年，全世界约3.9亿人感染登革热。其中，约50万病例进展为登革出血热，全球每年约有2.5万人因此丧生。

### 建议

登革热是世界上最常见和最广泛的虫媒感染。由未确诊的登革出血热引起的血小板减少症，与分娩同时发生，可能是一个诊断挑战。

### 译者评注

登革病毒感染可引起出血、休克等严重并发症，全球各地包括我国部分南方省市均有病例报道，应当引起关注。除本病例中所述临床特点外，还需要与其他病毒性出血热（埃博拉病毒、马尔堡病毒、拉沙病毒、黄热病病毒、克里米亚-刚果出血热病毒、汉坦病毒等）鉴别诊断，因其临床表现存在交叉。基孔肯雅热病毒患者更常自诉关节痛，关节肿胀具有高度特异性；而登革热患者更常见腹痛和白细胞减少。寨卡病毒常导致结膜炎。疟疾可通过快速抗原或外周血涂片查见疟原虫确诊。伤寒可行粪便/血培养确诊。登革疫苗，以及近期感染了相似抗原性的黄热病病毒、乙型脑炎病毒、寨卡病毒，或接种了这些病毒的疫苗都会干扰登革病毒血清学检查的可靠性。此外还存在多种病毒合并感染的报道。

# 病例63　过量使用巫医药

参考文献及推荐阅读

聂偲 译　吴江　尹晴　刘岗 校

你在乌干达北部一家医院工作。此时正值正午，湛蓝的天空洒下明媚的阳光。没有墙壁的急诊室，宛如车棚，在阳光照耀下，通透耀眼。突然，急诊室呼叫紧急气管插管。

患者是名16岁女孩（58 kg），约3小时前，她服用了巫医给的药物muti（译者注：muti为祖鲁语，是一种在非洲东南部国家流行多年的传统巫医药，其原料来自一些有特殊疗效的树和草药，巫医在使用它时配合咒语，从而达到治病、驱魔或获得强大"魔力"的效果）。起初，患者身体摇晃不稳并感到困倦。入院时，急诊护士用活性炭给其洗胃——活性炭被徐徐灌进了患者胃中。遗憾的是，患者越发嗜睡，于是请你来保护她的气道。

你检查患者，认同护士的判别，并评定患者为ASA ⅠE级，气道分级1级。从患者嘴唇和舌头，可看到活性炭残留。你确认插管用具已准备好，两个喉镜工作正常。

*对这个患者行快速序贯诱导后插管，需要特别顾虑什么吗？若有，是什么？*

## ❓ 解答

活性炭会使气道看起来像个"黑洞"。

## 👥 讨论

这是我在南非遇到的事件，约在1972年。幸运的是，一位德国医师Van der Heyden曾提醒过我这种情况。他教给我一个诀窍：

"用厚毯子盖住你和患者的头。这样有助于暗适应，否则在明亮的阳光下，即使没有黑炭，插管也非常困难。"

在该病例中，我完成了气管插管，建立了人工气道，但若无暗适应，我可能无法做到。

1996年，我找到一份关于这种技术的文献。这份文献的标题为"黑洞"[1]——可谓十分贴切。十分遗憾，Van der Heyden医师从未发表过他的解决方案。

在偏远地区工作，会遇到许多非凡的医师，他们的医术令人惊叹。关于他们的故事有很多。Van der Heyden就是这样一位医师，他的经历也很有趣。我注意到他的左手缺少示指和中指。我从来没有问过他，但后来还是得知了原因。一天晚上，我收治了一名糖尿病昏迷患者。患者得到了成功救治，第二天早上，我向他介绍了Van der Heyden医师。因为患者也是德国人，他们用德语交谈，而Van der Heyden医师忘了我也会说德语。原来他们都参加过1942年12月的斯大林格勒战役，患者是Junker 52型飞机的飞行员，而Van der Heyden是一名随军医师。患者告诉Vand der Heyden医师，其飞机在返回柏林的途中坠毁，他受伤后无法再飞行。Van der Heyden医师也逃出了斯大林格勒，他告诉患者，他两根手指坏疽了，作为团队里唯一幸存的医师，他不得不在没有麻醉的情况下亲自截掉它们。但他的病情还是进展为脓毒血症，飞回德国后差点丧命。我永远忘不了那个早晨，太阳升起，阳光洒进病房，两个德国人在讲述他们的战争故事。

无论是Van der Heyden医师对患者的同理心，还是他教给我许多临床技巧，都让我深感敬佩。

### 📋 建议

要注意，在许多资源匮乏的环境中，急诊室内可能会被阳光照得过于明亮。在这样的急诊室，特别是意外遇到有黑炭覆盖上呼吸道时，气管插管会非常困难，甚至不可能。

在这种环境中，你会遇到许多经历有趣的人，他们有着引人入胜的故事及宝贵的临床技巧。花点时间去倾听，或许会有意外收获。

### 💬 译者评注

当上呼吸道被黑炭覆盖，在气管插管时增强可视化，确实很难。使用光源或光导引器，如光纤支气管镜，可在视野较差的情况下提供额外的光线和可视化帮助，可能有一定作用。该病例中让眼睛暗适应的方法，需要足够暗度和一定时间，需提前准备。

# 病例64　来自家庭成员的请求

聂偲 译　吴江　尹晴　刘岗 校

你在埃塞俄比亚南部一个医院工作。在只有两个床位的ICU里，有一名病因不明的重症多形［性］红斑（Stevens-Johnson syndrome，SJS）女孩。这个女孩15岁，来自当地一个少数族裔。你是医院里唯一的医师，护理人员则来自该地区的多数族裔。

该女孩可能是入院前的呼吸系统疾病引发了SJS。当时，女孩发热、喉咙痛、咳嗽、肌痛、关节痛已1周。随后，她的口腔、眼睛、生殖器和鼻腔的黏膜开始出现斑丘疹。皮疹逐渐遍布全身并形成大水疱，随后出现表皮分离。几天内，女孩80%的皮肤剥落。这些大面积的皮肤剥脱导致极度疼痛、大量的体液和蛋白质丢失及出血，近6小时前，女孩出现了脓毒症。疾病进展得如此迅猛，当女孩被送入ICU时，已严重到无法空运她到亚的斯亚贝巴（译者注：埃塞俄比亚首都）的大学附属医院。在ICU，定期给该女孩大剂量类固醇治疗，以及静脉给予抗生素和营养治疗，按烧伤护理。然而，很快就明显看出，挽救她生命的战斗已结束。她的家人得知后非常悲痛，他们离开几小时后又回来了，提出一个请求："能让我们部落的巫医给我女儿治病吗？"

ICU的护士们很不高兴，他们更希望看到自己部落的巫医来，但女孩父母拒绝了其他巫医。

*每个人都在看着你。你会怎么做？*

## ❓ 解答

这需要高超的外交技巧。应该允许她自己部落的巫医来治疗，你必须说服ICU的护士。

## 👥 讨论

我在非洲的多年经历让我学会了以同事的身份对待巫医。事实上，称其为巫医颇具误导，因为他们所担任角色远超过医者，他们还会提供宗教指导、纠纷裁决和罪犯侦查，更是保护村庄免受巫术侵害的守护人。因此，巫医这个词并不恰当。在德班，我曾在爱德华八世一家有2000多张床位的非洲大医院工作，我在那里遇到了很多巫医。下面就是这样一个与巫医互动的故事。与上述病例的情况颇为相似。

医院引进了一种新的、产自英格兰的抗生素，该药刚获得南非药品管理局（类似于美国的FDA）的批准。我曾因另一件事与该公司的医学总监有过一面之缘。一天，我意外接到了他的来电。他请求我去为一位服用新型抗生素等药物后出现SJS的患者提供诊疗。我抵达病房，要求见患者，随后被带到了一间单人病房。显而易见，单人病房意味着患者的病情非同小可。她和前文所述病例中的女孩临床情况类似，而且同样在接受烧伤护理、静脉类固醇和抗生素，以及肠外营养治疗。陪同医疗团队的成员都束手无策，患者的生命正在慢慢流逝，我也只能无奈地认同，尤其是目前已发展为脓毒症的情况下。就在绝望的情绪在房间内弥漫时，门被打开，走进来一个盛装打扮的巫医。巫医看着我们，示意我之外的人都离开。她席地而坐，邀请我一同坐下。巫医铺开一块3英尺×4英尺的红布，接着从随身携带的袋子中倒出一系列神秘物品：一张很大的曼巴蛇皮、一个小巧的猴头骨、几块不同类型的骨头、几条各种动物的尾巴、几瓶散发着刺鼻气味的液体、含粉末的容器，等等。巫医将这些物件一一摆放在红布上，随后指着我脖子上的听诊器和我的白大褂，表示需要它们。她把听诊器放在红布中间，自己则披上了白大褂。这一切都被年轻的患者看着，她的眼睛没有离开过巫医。片刻之后，巫医示意我该离开了。我退出病房，并给远在英格兰的医学总监发了一封电报，表示我同意该诊断，并对患者的未来感到悲观，认为她可能无法度过这个难关。

出乎意料，患者竟然走出了医院。我再也没有看到我当时的听诊器和白大褂，但谁在乎呢，患者活下来了。我还有好几个类似的故事，在西医放弃之后，巫医却妙手回春（我真应该把它们写下来）。我深深同意以下声明：

"地阔天长，有太多事物我们无法洞悉，亦永难洞明。"

## 📋 建议

面对巫医时，待之以西医同事相同的尊重。否则，你会后悔的。

### 💬 译者评注

对巫医的理解，需尊重当地的文化和信仰。包融并存，尊重不同的医疗观念和多样性的文化十分重要，但我们也必须依靠以科学和证据为基础的医学实践来提供最佳的医疗照护。尊重和欣赏未知的存在，同时保持着谦虚和开放的态度，我与您在医学和人生路上共勉。

# 病例65 新的电子麻醉机

参考文献及推荐阅读

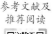

聂偲 译　吴江　尹晴　刘岗 校

你在突尼斯的一家中型医院工作。某天，4台新的麻醉机到货了，并在当晚进行了安装。这是通用电气公司（General Electric，GE）制造的Aisys，Datex-Ohmeda麻醉机。

第二天早上，你确认所有的新机器都运转良好，并对能显示生命体征的15英寸显示屏特别满意。你注意到显示屏是由另一家公司（Planar公司，位于匹兹堡，简称PN）制造的，而不是通用电气公司。两天后，在1例紧急剖宫产手术的麻醉过程中，显示屏不显示了。呼吸机和麻醉机的其他部分都在工作。你能闻到屏幕上散发出的烟味，但看不到着火。你立刻叫人送来一台便携式监护仪。在等待的时候，你确保给患者通入了合适的气体，患者生命体征平稳。便携式监护仪到达后，麻醉顺利进行。然而，接下来的2周里，其他3台新麻醉机上的显示屏也都出现了故障。

不得已你又用回旧的麻醉机，而4台新机器已进了"墓地"（见病例56）。因为没有人（包括你自己）知道它们出了什么问题或如何修理它们。

*你觉得问题出在哪里？*

如果你不知道，可以从病例56找点提示。

## ❓ 解答

检查显示屏的保险丝盒。在这里，你会发现显示屏的3 A保险丝烧断了。把它们换成5 A，然后再也没有出现任何问题。

## 讨论

Allan Hold医师和我曾经报道过这个问题[1]。供给显示屏的变压器额定值不正确，应该配备5 A保险丝的变压器。这是在事件发生后，在生产说明书里发现的。工厂把错误的保险丝装进了显示屏。

3 A的变压器无法为15英寸屏幕供电，导致保险丝烧断。值得注意的是，过去2年里，向南非供应的100台Aisys麻醉机未出现任何问题。这是因为所有装配3 A保险丝的麻醉机均配置的12英寸显示屏。并且显示屏由电池供电，未使用外部电源。

对所有电子设备都要明确的一个关键在于确保其不会引发电气火灾或爆炸。

在医疗设备中放置错误的保险丝可能很危险。

**建议**

1. 从"海外"进口的新医疗机器/设备，必须符合接收国的电气标准。

2. 保险丝的使用必须遵循制造厂商的规范。

**译者评注**

　　《麻醉设备学》属于本科麻醉专业的必修科目，学习各种麻醉、重症、疼痛设备的原理功能、使用方法、维护保养等。相对于别的专业医学生，麻醉专业医学生在本科阶段就能将医学和工程学相结合，为今后临床工作打下坚实的基础，也是麻醉医师独特的优势。然而，大多数医学生缺乏相关工程理论基础，在实际教学中，容易课堂和临床脱节，这就需要在临床上多实践。当麻醉设备出了问题，固然可以等着工程师来处理，但麻醉医师的超强行动力和对设备原理的理解，让我们总是乐于自己快速解决问题。

# 病例66 麻醉诱导后呃逆

参考文献

聂偲 译 吴江 尹晴 刘岗 校

身处利比亚的一家小医院，你刚刚为一位32岁男性患者（ASA Ⅰ级）用丙泊酚麻醉诱导后置入喉罩，该患者拟修复割伤的前臂肌腱。诱导后不久，患者开始持续性呃逆。通过追加丙泊酚和吸入麻醉药，你试图增加麻醉深度来终止呃逆，但未成功。

呃逆非常严重，外科医师甚至无法继续手术。他看着你，虽然你无法听懂他说的话，但通过他口罩后的不停咕哝，你明显感觉他不高兴了。

*你现在怎么做？*

## ? 解答

将一个润滑过的大号鼻咽通气道[1]置入某个鼻腔。

## 讨论

该方法在20世纪60年代首次被描述[2-4]，终止术中呃逆非常有效。将一根用局部麻醉药润滑过的大号导管或鼻咽通气道置入鼻腔，通过刺激$C_2$和$C_3$椎骨平面的咽部起效。在终止呃逆前，你可能还需吸引清除（会引起呃逆的）咽部黏液和分泌物，至多吸引30秒。因为呃逆还可能复发，所以鼻导管/鼻咽通气道应在随后的麻醉过程中继续留在鼻腔里。

遗憾的是，该方法如今鲜为人知[1]。甚至最近一篇关于呃逆的综述也未提到该治疗方案[5]。使用巴比妥类药物麻醉诱导，呃逆很常见[1]。当然，在资源匮乏环境中，巴比妥类药物也很常用。呃逆也可能与丙泊酚有关。对使用鼻咽通气道干预呃逆，许多麻醉医师已不再熟悉[6]。最近，在加利福尼亚的斯坦福大学医院麻醉科，我们调查了教职员工和住院医师，21名麻醉医师中只有2名知晓这种简单的解决方法。

## 建议

记住，润滑过的鼻咽通气道可以终止术中呃逆。

💬 **译者评注**

　　大多数情况下，麻醉后呃逆是暂时的，可以自行缓解，无须特殊处理。可以考虑氯丙嗪或丙泊酚药物治疗。这些药物可以影响中枢神经系统，从而终止呃逆。我们曾遇到过几例顽固性呃逆，使用过丙泊酚加深镇静处理，效果不一。喝一杯冷水或咀嚼一些冰块可能有助于终止呃逆，但为防止误吸，只能在床头抬高、清醒患者中尝试。有时，给患者吸氧气也可以帮助终止呃逆。针灸治疗也可能有效，一般选取中脘、足三里、内关、膻中、膈俞等穴，但术中取穴可能受到限制。对于胃肠道、胆道等腹腔内术中或术后，患者频繁的、不能终止的呃逆，其原因主要是腹部高度胀气、肠麻痹或炎症、机械性刺激膈肌，此时的治疗主要是采取减轻或消除腹胀（适当降低腹腔镜充气压力）、增加肠蠕动、减轻炎症等措施。

## 病例67 这是怎么回事？

参考文献

聂偲 译 吴江 尹晴 刘岗 校

在斯里兰卡岛北部，晚上8点，你所在的医院急诊收治了一名30岁的印度男子（70 kg，约180 cm，ASA Ⅰ E级），拟急诊手术切除左胫骨下段感染窦道。直到患者入手术室后，你才看到他，此时患者已禁食8小时，生命体征正常，他拒绝区域阻滞麻醉，要求全身麻醉。患者曾在全身麻醉下做过左胫骨的手术，非常顺利。

常规全身麻醉，患者通过Mapleson A回路自主呼吸，设定新鲜气流成分为70%的氧化亚氮和30%的氧，七氟烷挥发罐浓度为1%。滴定哌替啶，调节患者呼吸频率为8～12次/分，共给予哌替啶80 mg。呼气末二氧化碳分压维持在42～45 mmHg。术前上止血带，止血带压力为250 mmHg。和你共事的外科医师刚从德国来到这里，这是他在这家医院的首例手术。在手术快结束时，你听到冲洗骨性伤口的声音。一个巾单隔开了你和外科医师，也看不到患者的下肢，你从巾单上方探头看去，外科医师正在将一个小的引流管置入患者下肢。止血带松开后，外科医师处理伤口。突然，你听到外科医师大喊道："Oh，Mein Gott，was geht ab（哦，我的天，这是怎么回事）。"

你意识到出了问题。外科医师正指着患者左脚的脚趾，大踇趾和第二趾突然完全变白了。外科医师还指着足背的静脉。你讲你的英语，他讲他的德语，通过艰难交流，你总算明白了外科医师认为他在足背的静脉中看到了气泡。大个子的德国医师放下器械，转向你，想知道你做了什么。心率、血压、呼吸频率和血氧饱和度都无变化，但呼气末二氧化碳分压由45 mmHg降至32 mmHg。

*你担心吗？如果担心，你会怎么做？*

### ❓ 解答

这是一例由过氧化氢引起的气体栓塞[1]。

你应该重新缠上止血带，关掉氧化亚氮，将患者置于头低左侧卧位。

你可以听诊心脏，听一听有无"磨轮样（mill wheel）"杂音。但就我个人而言，我从不确信自己是否听到过这种杂音。

### 👥 讨论

既往的一个病例报道中[1]，一例类似的患者因过氧化氢导致了动脉和静脉的气体栓塞。主要得益于麻醉医师的迅速行动，患者幸运的顺利康复。在这个病例报道中[1]，笔者在听诊患者心脏时，听到了由气体栓塞引起的典型杂音。

尽管罕见，但麻醉医师必须意识到这种可能的并发症，并像上文提到的，快速制定预防措施。在Neff等描述的病例中[1]，采取上述预防措施后，3分钟内"磨轮样"杂音消失，10分钟内呼气末二氧化碳分压恢复至正常。足背静脉栓塞消失。此时再次缓慢松开止血带。呼气末二氧化碳分压无变化，听诊未闻及异常杂音。脚趾颜色改善，患者顺利恢复。心电图一直未显示出右心室负荷过重的任何征象。

若该患者有持续性卵圆孔未闭或房间隔、室间隔缺损，那么0.5 mL空气就会对心脏和大脑造成严重损害[2]。在没有任何心脏缺损的情况下，通过分流的肺血管，气体仍然可以进入肺动脉和体循环[3-6]。

当氧化亚氮的浓度分别为50%和75%时，气泡的大小会相应增加2倍和4倍，这种增加可能会恶化病情。

请注意，因为价格低廉，过氧化氢是资源匮乏环境中常见的消毒剂，它产生的大量气泡让人们误认为该药物在有效发挥作用。根据疾病控制中心（Centers for Disease Control，CDC）的信息，过氧化氢可以有效地杀死酵母菌、细菌、病毒和霉菌孢子。

### 📋 教训

如果你认为患者出现了气体栓塞，那么必须立刻采取预防措施。这包括关闭氧化亚氮，让患者保持头低左侧卧位，若可以，重新使用止血带。

### 💬 译者评注

过氧化氢俗称双氧水，骨科或神经外科手术中，过氧化氢引起气体栓塞的病例报道并不罕见，但有些外科医师并不相信双氧水的风险，认为冲洗用的过氧化氢不会造成气体栓塞的严重后果，患者临床表现也不一定典型，有急性呼吸急促、心悸和心律不齐、骤然出现的胸痛、昏厥、皮肤变得苍白或发紫等。术中食管超声可明确诊断心脏内气体，血气分析、D-二聚体测定和其他血液检查可能有助于确诊。治疗有气源控制、体位调整、放置深静脉导管抽气、给氧、药物治疗（抗凝药物等）。

# 病例68　飞跃印度洋的航班

聂偲 译　吴江　尹晴　刘岗 校

一架从非洲直飞澳大利亚航班的经济舱上，你开启了14小时的旅程。在南非北部的一家健康使命医院工作2年之后，你结束了在非洲的使命。飞行2小时后，广播里传来："机上有医师吗？"

你举手示意，很快就被带到飞机前部，这里仍然是经济舱区。你看到三四个高大的年轻人（每个人都是250～300磅，即113～136 kg）正试图制服另一个同样健壮的年轻人，他踢打、尖叫，激烈的抵抗。他们在地板和座位上翻滚拉扯。你在想自己能做什么，因为你只有163磅，而且比他们年纪大得多。

当你小心翼翼地靠近，空姐向人们宣布你是一位医师。

*你首先会问什么问题？你会怎么做？*

## ？ 解答

第一个问题应该是："他有糖尿病吗？"

答复："是的，但我们不明白，大约15分钟前他给自己注射过胰岛素了。"

## 讨论

这件事发生在我搭乘南非航空公司的班机，从约翰内斯堡到澳大利亚珀斯的航班上。这个糖尿病患者是一名巡回赛橄榄球队队员，我推测患者当时是低血糖。幸运的是，飞机上的医疗包储备充足。他的橄榄球队友们坐在他身上，紧紧地抓住他的手，在他们的帮助下，我开通了患者手上的静脉通路。给患者静脉注射了50 g葡萄糖，就像魔法一样，患者停止了挣扎，恢复了理智。我被升级到头等舱，度过了愉快的旅程。

在我的医师生涯中，曾在长途飞行旅途中遇到几次医疗求助。其中一次是头等舱的一名空乘，他突然不能工作了，我发现他端坐着，看上去非常焦虑，呼吸急促，过度通气。我把一个棕色的纸袋盖住他的脸就解决了这个问题，而头等舱有一个空位，于是我免费获得升舱（译者注：过度通气后呼吸性碱中毒，脑血流减少，就会造成这种症状，将纸袋盖住脸，患者通过增加"呼出气体的重复吸入"来减轻症状，因为呼出气体的二氧化碳浓度增加，重复吸入高浓度的二氧化碳，就能减轻呼吸性碱中毒）。

以下内容与其说是一个医学问题，不如说是旅客在航班上不幸身故时的注意事项。我的两个来自南非彼得马里茨堡的麻醉医师朋友，有次旅行坐在"空中公共汽车的后排座位（经济舱）"时，一名南非女子晕倒了，很可能是因为肺栓塞。我的朋友们开始心肺复苏等操作，起初效果不错，但当飞机降落罗安达、赞比亚时（译者注：罗安达是安哥拉首都，安哥拉和赞比亚都是非洲国家，两国相邻，此处作者可能笔误），患者被宣布死亡。欧洲国际航空公司的机长要求将遗体抬下飞机。我的朋友们反对，他们告诉机长，乘客生前已支付了前往约翰内斯堡的机票费，而机票上并没有说乘客是以生或死的状态到达。他们还向机长解释，把遗体运回她的祖国南非可能需要几周甚至几个月的时间。于是机长撤回了他的决定，遗体被安置在飞机后部机组人员的休息区。

### 📋 建议

作为医师，在坐飞机时，要意识到紧急情况下你可能会被叫去帮忙。我衷心希望，出于方便，飞机上有足够的医疗设备，供你诊断和治疗。

### 💬 译者评注

低血糖可能引起一系列症状，包括焦虑、烦躁、易怒等，本病例中提到的"大动静"让人增长见识。但译者认为葡萄糖用量过多，正常血糖如果算100 mg/100 mL，那5 L血液的人血糖一共才5 g，该医师静脉注射了50 g葡萄糖，相当于5支20 mL的高渗糖（50%），一般低血糖静脉注射1支，严重低血糖静脉注射2支，即10~20 g葡萄糖，血糖基本就可以上升至10 mmol/L以上，虽然该患者较重，我们认为先推20 g葡萄糖也足够了，后续有需要的话，可以再给。也可能是因在飞机上开通静脉，估计是使用的头皮针或硬质针头，不方便留置，分次推注难以实现，他才一次性给大剂量。

飞机上医疗设备有限，面对可能的突发情况，医师更需要冷静灵活的处理。曾有报道飞机上医师吸尿救人，他们利用便携式氧气面罩上的导管、2 mL注射器针头、瓶装牛奶吸管、胶布等自制穿刺吸尿装置，并在引流不畅的情况下，直接嘴巴吸引帮助排尿，成功救治了一位急性尿潴留的老年男性患者。

# 病例69　当心加强型（钢丝）气管导管

参考文献

聂偲 译　吴江　尹晴　刘岗 校

你在喀麦隆北部工作。一批急需的新聚乙烯气管导管刚刚送到。过去的3个月里，你不得不反复使用高压灭菌的一次性气管导管。高压灭菌使导管变得非常柔软，每次插管时都需要使用引导丝。

当你打开包装箱，发现所有的导管都是加强型钢丝气管导管。

在此，给读者提几个问题：

*1.你是否认为用什么类型的气管导管无关紧要，且对新的导管感到满意？*

*2.使用加强型（钢丝）气管导管时，有什么需要注意的吗？*

## ❓ 解答

你应该警惕并采取适当的预防措施。因为：

1.咬住加强型气管导管，可能会使管腔完全闭塞，如图69.1所示。

2.当使用加强型气管导管时，一定要使用坚固的牙垫。

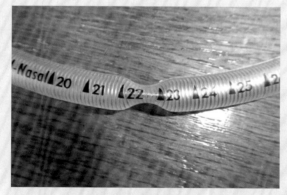

闭塞的加强型气管导管。

图 69.1

（由JGBU提供）

## 👥 讨论

若麻醉结束时或ICU的镇静肌松状态结束后，患者一旦用力咬住加强型气管导管，将完全闭塞管腔，而松开咬合，导管也不会自行恢复原状。因此，患者将无法呼吸或无法对肺通气。

若患者能张嘴，那解决方法就很简单。只需拿一把止血钳，垂直钳夹气管导管的闭塞处，使导管恢复接近原始形状[1]。随着导管通畅、功能恢复，你可以将血氧饱和度升至100%。如果你随后想要/需要更换损坏的气管导管，可以借助使用气道交换导管或橡胶探条[2]。若气道交换导管或探条不易通过，可以从加强型导管阻塞处的下段切断导管，再插入气道交换导管或探条。

### 📋 建议

当使用加强型气管导管时，务必在口中放置一个坚固的牙垫，而不是口咽通气道[3]或其他柔软的通气管。这样做，是为了防止堵塞[1]和（或）咬断加强型气管导管[4]。

### 💬 译者评注

我也曾在临床工作中被告知，加强型气管导管被大力咬住后，即使再度松开，导管也不会复张。我决定做个实验，但用的是钳子，夹闭钢丝导管10分钟，松开钳子，导管口径有变形，但未完全阻塞；用钳子反向钳夹变形处，管腔基本恢复，如图69.2所示。我使用的是一种国产的加强型气管导管，可能不同品牌的导管性质不尽相同。一个有趣的地方是，这种加强型导管的15 mm标准接头是固定的，不像普通气管导管那样可以取下。

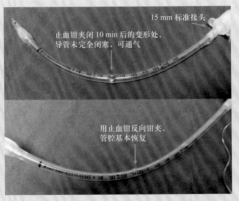

图 69.2　被钳夹的加强型气管导管（上图）；反向钳夹变形处的气管导管（下图）
（译者拍摄）

## 病例70 钠石灰，用还是不用？

推荐阅读

聂偲 译 吴江 尹晴 刘岗 校

你在马拉维北部工作了大约1年时间。过去的3个月，由于没有钠石灰可用，你一直通过Mapleson A、Mapleson D（Bain）和ADE呼吸回路进行麻醉。正如你所知，所有这些回路都不需要钠石灰来去除二氧化碳（见病例1、病例2和病例4）。你没有监护仪，只有一个血氧饱和度监测仪。

因此，当麻醉护士拿来几个桶，告知里面是钠石灰时，你欣喜若狂。所有桶的侧面有大型动物（牛、马）的图片，所有字都不是英文，仅在桶的底部有小字英文标注：桶中的混合物包含1%~4%的氢氧化钠（NaOH）、1%~4%的氢氧化钾（KOH）、75%~80%的氢氧化钙（Ca（OH）$_2$）和5%~7%的水（$H_2O$）——这看起来像是钠石灰。当你打开桶，里面的东西闻起来和看起来也像钠石灰。

你会愿意使用这种钠石灰吗？如果是，为什么？如果不是，又为什么？

### ❓ 解答

不，你不应该使用这种钠石灰，因为它含水量只有5%~7%，而供人类使用的钠石灰含水量应为14%~18%。此外，没有证据表明这些钠石灰添加了指示剂，而你也没有二氧化碳监测仪。没有指示剂，这些吸收剂不应用于人类或兽类医疗。

### 讨论

这些钠石灰仅限兽医使用。这从含水量仅为5%~7%就能看出来，因为供人类使用的钠石灰含水量应为14%~18%。要知道，通常低含水量的钠石灰吸收剂是在大型动物的兽类医疗中使用，因为相对人类，大型动物呼出的气体中水分含量高得多。

这是我的亲身经历，为了降低成本，医院采购负责人购买了兽用钠石灰。

再次强调，资源匮乏的环境中工作时，必须保持警惕仔细核查。

### 建议

请注意，钠石灰有不同的种类。

💬 译者评注

钠石灰的更换，最可靠的依据是根据吸入气的二氧化碳监测$FiCO_2$及临床观察有无二氧化碳蓄积征象出现，需要保证术中$FiCO_2$小于5%且无二氧化碳蓄积征象。钠石灰变硬、变色只是加入指示剂的结果，不能作为临床是否可以继续使用的可靠依据。

参考文献

## 病例71　Bain回路（麦氏D型系统），出了什么问题？

俞立奇 译　　白雪　刘岗　尹晴 校

你在非洲东海岸的毛里求斯岛工作。一名5岁的患儿（ASA Ⅰ级）正行疝修补手术。

该患儿呼气末二氧化碳分压持续升高，令人担忧，同事怀疑恶性高热，请你来评估。当时使用的是麦氏D型系统（Bain回路），同事正对患儿手动通气。你注意到患儿的心率增快，但其他生命体征均正常。你看着Bain回路，于是就发现了问题所在。

以下是正确和错误Bain回路安装示例（图71.1）。

*哪个正确？上图还是下图？*

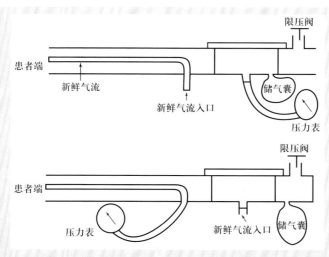

上图是Bain回路的正确安装。下图不正确。下图中，新鲜气流进入回路中粗大的外管，而不是细的内管，这就造成很大的无效腔。因此，回路内的二氧化碳不断增加（一部分新鲜气体填充气囊和经APL排出了回路），尽管还有一些新鲜气体会进入外管，但吸气时，患者吸入的主要是呼出的二氧化碳。

**图 71.1**

### ❓ 解答

上图是正确的[1]。

### 讨论

下图是你的同事安装Bain回路的示意图。现在，给患者通气的粗大外管已经成了一个巨大的无效腔。新鲜气流沿着阻力最小的途径，经由限压阀排出。虽然有些新鲜气流会进入外管中，但吸气时，除了一些新鲜气体，患者吸入了大部分呼出的二氧化碳。因此，二氧化碳会在患者体内蓄积。

Bain回路是对麦氏D型系统的改良[2-4]。在Bain回路中，新鲜气流通过靠近气管导管连接处的内管输送。然而，即使正确安装Bain回路，它也可能出现问题。例如，内管可能被撕脱[5]。检查是否撕脱的最简单方法是查看内管。但是，如果不确定内管是否有问题，你可以向内管输送2 L/min的新鲜气流，然后用一个小注射器的针栓堵住外管的远端（患者端）。若内管完好无损，则（患者端的）流量计的读数应会小于2 L/min（译者注：查原文是堵内管，看流量计的读数。但堵外管，肯定也堵了内管，内管完整的话，堵塞后，流速会下降，压力便会上升，但若内管破裂或脱落，堵塞后，内管气体可外流，流量计读数可以不下降）。

### 建议

必须在使用前对Bain回路进行检查。因二氧化碳描记错误而观察到呼气末二氧化碳分压升高是极为罕见的。当呼气末二氧化碳分压升高时，必须立即采取行动以纠正这种情况。

### 译者评注

麦氏回路是一种半紧闭回路系统，曾被称为气流冲洗回路，即利用通气管外管中新鲜气流将呼出气体冲洗出麻醉回路。但作为一种改良的麦氏D型回路，Bain回路的新鲜气体管路在通气管内。与麦氏回路相比，其在患者端轻巧方便，尤其适合头颈部这类回路不能占用太多空间的手术，新鲜气体通过内管吸入，而呼出气体通过外管呼出。但是，内管折叠、断裂等情况如未及时发现，均会造成相应后果，目前的Bain回路，内管在患者端具有旋转安装件，大大减少了这种情况。若内管脱落，新鲜气体会通过内管进入外管，大量增加无效腔。因此，在自主通气期间储气囊的活动并不表示新鲜气体正在输送给患者。而在本病例中，错误连接的Bain回路中新鲜气体接入错误位置，新鲜气体也只能通过外管吸入和呼出，相当于内管脱落，形成巨大无效腔，并在外管中形成不应该出现的混合重复吸入气体。这提示我们，在麻醉机准备阶段，管路的连接十分重要，尤其是现代麻醉机有些仍带有Bain回路接口转换开关，一旦选择错误后果会很严重。

# 病例72　琥珀胆碱，永不忘记！

参考文献

俞立奇 译　白雪 刘岗 尹晴 校

津巴布韦首都哈拉雷附近的一家中型医院，你刚开始第一天工作。过去一年，你一直在津巴布韦的另一个地方做麻醉医师。

正值仲夏，手术室内外都达到103℉（39.4℃），无论空调还是风扇都制冷不佳。一位在医院工作多年的护士戏谑地说"夏天空调从来没啥效果，冬天反而能冻死人"。顺便说一句，这也是我在非洲大多数医院工作的情况。到了冬天，由于空调一直不关，所以在手术室里时，我们会一直裹着毯子，冻得瑟瑟发抖。根据Roth等[1]的调查，现在情况似乎仍然如此（译者注：国外许多国家，空调只有制冷和通风功能）。

某天，即将进行一台择期创伤手术，你检查了麻醉机，发现它运行正常。麻醉药品（含2支琥珀胆碱）都在，且都在效期内。更令人感到高兴的是琥珀胆碱是冷藏的，因为众所周知，为防止减效，商用琥珀胆碱应在35.6～46.4℉（2～8℃）下储存。

准备药物时，你用两个注射器抽取了2支琥珀胆碱。护士看着你，问你为什么要浪费琥珀胆碱，因为很可能只需1支就能气管插管。

*各位读者，知道这是为什么吗？*

## ? 解答

热带地区，琥珀胆碱应存放在冰箱内。在温暖的手术室里，若1支未使用的琥珀胆碱被放置了几小时，那就很可能会被放回冰箱。如你不走运，用来实施麻醉的琥珀胆碱可能已被加热和冷却了好几次，这可能使药物失效。

因此，你永远无法确定手中的冷藏琥珀胆碱是否真的如预期起效。在热带地区，为安全起见，我总是准备2支琥珀胆碱。

## 讨论

在热带的手术室里，若空调极少或无空调，琥珀胆碱必须始终存放在冰箱内。在热带地区，若琥珀胆碱长期存放在室温中，将无法正常起效。根据制造商建议，为防止失效，琥珀胆碱溶液储存温度应是35.6～46.4℉（2～8℃）。琥珀胆碱的降解是分步的，首先会形成一种无活性的单酯（琥珀酰单胆碱），随后慢慢水解，产生胆碱和琥珀酸[2-4]。

📋 **建议**

请记住，在热带地区，冰冷的琥珀胆碱并不一定能正常起效。因此，准备好2支琥珀胆碱。若第一支未能产生足够的肌松来进行气管插管，但愿加用1支会奏效。我在非洲的17年里，加用1支总能发挥功效。我真心希望你也在不超过2支的情况下便可进行气管插管。

💬 **译者评注**

很多"60后"至"80后"的麻醉医师对琥珀胆碱的许多不良反应可谓了如指掌，但是可能很少有麻醉医师知道，琥珀胆碱和我们熟悉的阿曲库铵一样，需冷藏保存。琥珀胆碱冷藏保存的原因主要有两个：①防止蛋白质失活或变性：琥珀胆碱易于降解，高温可能会导致其失效或变性（可能引起过敏），冷藏下有助于减缓分解；②抑制细菌生长：这类药物生产时无法高温灭菌，只能通过过滤除菌，储存于低温可以抑制细菌生长。然而，在资源匮乏地区，把一些冰箱里保存的药拿出来又放回去的现象是很普遍的。本病例中的医师可谓经验丰富，同时准备2支肌松药看似有些浪费，但是对确保气道可控来说，却恰到好处。毕竟谁也不会想拿一支可能失效的肌松药去完成气管插管。拓展来说，很多麻醉中的备用药其实也是一样的道理，如我们常用的多巴胺、阿托品等。一个就在手边的备用药，要比紧急情况下手忙脚乱地处置要安全、顺手得多。

# 病例73 教训深刻

俞立奇 译　白雪　刘岗　尹晴 校

你已经在索马里北部待了3个月。一位新麻醉医师来到了你所在的这家健康使命医院工作。一个工作日早上，你在手术室里第一次见到他。这里有两个手术室，分别是1号和2号。你的麻醉安排从早上8点开始，两个手术室的麻醉都由你进行。这是这家医院的常规操作，因此1号手术室工作结束后，你就会去2号手术室继续麻醉下一台。当天一个手术室有4台妇产科手术，另一个手术室里有4台骨科手术。有趣的是，这两个手术室相连的墙上有一扇大窗户，你可以清楚观察到另一间手术室里发生了什么。

每个手术室都有一台麻醉机，看起来与本书病例2中的类似，不同的是它有两个蒸发器，一个装氟烷，另一个装七氟烷。

你的新同事朝你走来，用蹩脚的英语说："我可以做各种类型麻醉。"

2号手术室的第一个病例是一名29岁（ASA I 级）健康女性的刮宫术。你确认外科医师已准备好，并告诉你的新同事可以开始，但你会观察他。患者睡着了，通过麦氏A型回路自主呼吸，看到他似乎知道自己在做什么，你感到十分满意。你前往1号手术室，对你的患者进行麻醉。当你的患者状态平稳时，你透过窗户观察相邻的手术室。你看到那个患者睡着了，而外科医师正在认真手术，但却看不到你的麻醉同事。你担心他是不是无法站立、昏倒或失去了意识，所以叮嘱你所在手术室的巡回护士，触摸患者的脉搏，留意呼吸机的工作，随后，你冲进了2号手术室。在那里，新麻醉同事不见踪影。于是你转而观察患者，患者并无体动，但呼吸频率每分钟只有4次，心率为130次/分，血压为55/20 mmHg。

*你转头看向麻醉机，你觉得出了什么问题？*

**？ 解答**

两个蒸发器都开到了最大。

**讨论**

这件事真实发生在我身上。我当时关掉了两个蒸发器，给患者用了麻黄碱，现场两个蒸发器装的是氟烷和甲氧氟烷。几分钟后，手术结束，患者苏醒，尽管过程很缓慢。外科医师看着我说："麻醉很棒，手术没有出血。"

无人知晓我的麻醉同事去了哪里。我跑回自己的手术间，那台手术也快结束了。我把我的患者送到恢复室后，开始寻找我的新同事。我在医师休息室里找到了他，他正惬意地给他在意大利罗马的母亲打越洋通话，看见我后，他微笑着向我挥手示意。

从此以后，他未在那家医院做过麻醉。

这次的教训是，我应该从始至终地观察新同事在医院里做的第一例麻醉。

### 📋 建议

医务人员，无论医师还是护士，都必须向你证明他们能胜任并值得信赖。只有这样，当一个人说："我可以"的时候，你才能确信他们真的是"可以"。

### 💬 译者评注

就像我们刚毕业时，那时候没有住院医师规范化培训，老师们也是手把手带教差不多一年后才敢放手让我们管理患者。在资源匮乏的地区，可能不具备那么好的带教条件，一些新手甚至对基本操作和设备原理都不太明白。因此，放手让一名麻醉医师独立管理患者前，必须严格培训和考核，这是真理。本病例中另一个有意思的地方是蒸发器的位置，这让我想起当年曾经使用过的，带有三个蒸发器接口的北美Nakomed Drager麻醉机，蒸发器的互锁装置很有可能因为两个蒸发器相隔一个接口而失效，本病例中两个蒸发器可以同时打开，问题也许就在于此！麦氏A型回路在自主呼吸时重复吸入很少，也就是吸入的麻醉气体浓度几乎就是蒸发器设定的浓度，以七氟烷和异氟烷为例，七氟烷最大的蒸发器设定为8%，即4.7（8%/1.7%=4.7）MAC，而异氟烷最大的蒸发器设定为6%，即5.2（6%/1.15%=5.2）MAC，而MAC值可以相加，所以这个患者吸入的MAC值是9.9（4.7+5.2=9.9），已经达到深度麻醉了。

# 病例74　一个E型气体钢瓶还剩多少氧气？

参考文献

俞立奇 译　白雪　刘岗　尹晴 校

本书中的许多病例，氧源只来自钢瓶。我估计，若在资源匮乏的环境中工作，这很可能也是你的氧供方式。

你始终应该考虑的问题是："我如何确定E型气体钢瓶里的加压氧还能使用多长时间？"

*你知道答案吗？*

## ？解答

公式1可用于估计E型钢瓶里加压氧还能使用多长时间：

$$公式1=T=剩余时间=剩余压力/（200\times流量）$$

该公式取自Atlas的论文[1]。剩余时间T以小时表示。剩余压强以磅/平方英寸或psi为单位。流量以 L/min为单位。该公式略微低估了剩余可用时间，因此提供了"安全裕度"。

以下是使用Atlas公式的两个示例。

示例A：若E型钢瓶中剩余压强为1000 psi，且流速为5 L/min，则剩余时间（钢瓶为空之前）：

$$1000/（200\times5）=1000/1000=1小时$$

示例B：若E型钢瓶中剩余压强为300 psi，流速为2 L/min时，则剩余时间（钢瓶为空之前）：

$$300/（200\times2）=300/400=0.75小时$$

可以使用Atlas论文[1]中的附录来计算"更准确"的剩余时间。在示例A和示例B中，"更准确"的方法算得分别为1.16小时和0.87小时。

额外补充一点，钢瓶携加压氧的量实际上与可耐受的最大压强有关，目前使用的标准E型气体钢瓶充满加压氧后可耐受的最大压强为1900磅/平方英寸（由于都是标准钢瓶，钢瓶大小和耐受压强都是统一的，不再考虑这方面因素）。

因此，上面列出的近似公式应有助于快速估计钢瓶中加压氧还能使用多长时间，该公式不仅便捷，还可提供估计剩余时间的"安全裕度"。

Shulman[2]提供了一个计算气体钢瓶中剩余加压氧含量的表格。如果你从其文章中复制了该表格，可以把它贴在钢瓶上，方便参考。

E型气体钢瓶携加压氧量为660 L，而较大的H型钢瓶在2200磅/平方英寸的压力下可容纳的加压氧量约7100 L氧气。

### 📋 建议

我建议使用第一个Atlas公式，因为它简单易用，并且提供了一个安全的估计值。

### 💬 译者评注

在大气压下，一个满载的氧气瓶可携氧量是其容量的130倍。由于钢瓶内的氧气是压缩气体，所以流量计上的压力数值与瓶内剩余气量线性相关。这也是本病例使用流量计上的压力数值计算剩余用氧时间的基础。

麻醉机的供氧实际上有两个目的：①为患者供氧；②驱动气动呼吸机的风箱。

而本病例用氧计算其实只涉及为患者供氧，当用纯氧驱动气动呼吸机的风箱时，氧耗量较大，相当于患者的分钟通气量。因此，若患者吸氧1 L/min，分钟通气量5 L/min，则钢瓶氧耗量就是6 L/min，所以当全身麻醉使用麻醉呼吸机时，就不能不考虑驱动呼吸机风箱的巨大氧耗量，但目前上麻醉都可以有重复吸入，这样也能节约用氧，如果除了基础氧耗量外，全部重复吸入，则每分钟的用氧量就等于患者的基础氧耗量。

为尽量减少驱动呼吸机风箱的巨大氧耗量，可加用其他压缩气体（通常是空气）作为驱动气体，但加用其他驱动气体需考虑降低吸氧浓度对机体的影响，而在气源紧张时，还可以关闭呼吸机对患者手动通气，这样可以节约大量驱动氧耗。

然而，电动电控呼吸机则不同（Drager的某些麻醉机），其由电力而不是氧气驱动活塞通气，大大减少了气动呼吸机驱动风箱浪费的氧气量，用氧时间明显延长。

本病例并未分类讨论，是其缺点，看本病例内容，其计算公式只考虑了未全身麻醉机械通气的吸氧时间。

## 病例75 当缺少翻译时

参考文献

俞立奇 译　白雪　刘岗　尹晴 校

这是一个资源匮乏的国家，一名患者从该国最北部的一家小乡村医院转进了你所在的大医院。患者为一名18岁女性，主诉腹痛、恶心及呕吐。她来自一个有着自己语言的小部落，你和医院的其他医护人员都不会说也听不懂这种语言。医院的一份记录告诉你，4天前，她发生了一起机动车事故，导致双侧下肢受伤，因双腿骨折需手术治疗。这就是你得到的所有信息。

经过10小时的艰苦车程，患者到达了你所在的医院。格拉斯哥昏迷评分为14分。生命体征为：窦性心律、心率118次/分、血压90/50 mmHg、呼吸28次/分、呼吸空气时氧饱和度为87%、体温39℃。生化检查正常，但血细胞比容只有26%。无法通过其本人了解真实的病史，患者身边也没有家人或朋友陪伴。更遗憾的是，送患者来院的司机对事故、之前医院对她的治疗、过去的病史也一无所知。

入院后，影像学检查提示脾脏撕裂和腹腔积液，准备紧急剖腹探查，你也接到通知。你发现除了经非重复呼吸面罩吸入4 L/min氧气后，血氧饱和度变为93%，其他生命体征无变化。患者拒绝坐起来，只能在其平躺时检查。肺腋下听诊显示，双下肺浊音伴呼吸音减弱。患者腹部膨隆，前臂冷湿。双侧小腿打着石膏。石膏以上到大腿中段皮肤冷湿。肺部检查的结果让你考虑硬膜外麻醉来缓解术中和术后疼痛。但由于考虑到生命体征无法与其有效沟通，你又不太愿意实施区域性阻滞。你触诊了患者头部，未发现有磕碰或撕裂伤。外科医师告知患者的颅骨X线检查正常。

建立良好的静脉注射通道后，你决定快速序贯诱导气管插管。你对患者进行了液体复苏，其生命体征正在好转。麻醉诱导前，手术室内已准备好2个单位的血液。你想知道患者在其他医院是否有过椎管内麻醉。因此，为了弄清这点，你在一位手术室护士身上演示如何脊椎麻醉，并示意患者。她举起双手和上臂，回应"我不知道"的国际手势。

当你正要麻醉她时，直觉告诉你还应对她做进一步的检查。

*但是，为什么要检查？*

**? 解答**

你给她注射了25 mg（译者注：应该是μg）芬太尼或20 mg氯胺酮（译者注：原文写的or），随后让其坐起身检查背部。在背部，你发现了一个像硬膜外导管的东西，它仍然连接、盘曲着，并用胶带粘在患者腰部中线上。

## 讨论

几年前，Asimi和Boyle博士和我私下交流时告诉我，他们曾遇到过这样的事。由于PT和国际标准化比值正常，因此就拔出了该硬膜外导管，导管似乎置在了硬膜外腔，然后将导管尖端送去做细菌学检查。关于放置技术、所使用的药物及使用时间，无任何文档记录可参考。

患者后续在全身麻醉下顺利完成了手术，并于1周后出院。出院前，未发现硬膜外并发症。

在该病例中，硬膜外导管差点滞留的原因是缺乏书面和口头沟通。之前的研究[1-3]表明，即使发达国家，信息沟通障碍仍有多种形式。报道的不仅有延误、错误信息和信息不应有的省略，甚至还有冗余信息。毫无疑问，你可以实施全身麻醉，患者也会恢复良好。然而，将硬膜外导管放置一段未知的时间不符合患者的最佳利益。

## 建议

无论身在何处，充分的沟通对于更好地照顾患者至关重要。但在外国，你与患者的沟通可能受限，那你必须格外小心。

## 译者评注

本病例中麻醉医师遇到的问题其实也时常发生在我们周围。比如在北方的医院遇到了来自广东、福建的患者；在西藏或新疆支边遇到了少数民族同胞；或是在上海的医院碰到了只会说温州话的老大爷。交流沟通得不顺畅会影响病史收集的完整程度，容易错过一些关键信息。记得曾经在美国医院的见闻录中看到他们使用的AT&T翻译机，也曾在新冠病房中见到过使用翻译机和外国患者沟通的医护人员。随着信息化程度的提高，将来翻译也许将不再是一个令人头疼的问题。另外，背后遗留的硬膜外导管让人想到手术室内查对制度，很明显，如果核查到位的话，任何人都不会忘记这根导管应该拔出。如果是留置镇痛，转运交接的记录缺失是发生问题的关键环节，在医疗资源严重不足的非洲，有时候这些情况是常态，这更加凸显了麻醉医师、外科医师对于接诊患者的查体、问诊的重要性，毕竟书上传授的最基本的知识，一定是有用的。

| 病例76 | 心电图振幅的术中突然变化，有什么问题吗？ |
| --- | --- |

俞立奇 译　白雪　刘岗　尹晴 校

你在埃及北部的一家中型医院工作。一名4岁（体重32磅）男孩因肾母细胞瘤需行左肾切除术。除血尿和腹部肿块，孩子无其他重大的健康问题。无药物过敏史，家族史中也无麻醉相关问题。

手术室内，给患儿连接了无创监护仪。使用1%～3%七氟烷以及70%的氧化亚氮和30%的氧气行面罩诱导麻醉。开放静脉通路，并给予2mg维库溴铵，气管插管顺利。90分钟后，与诱导前图形相比，Ⅱ导联心电图图形突然显示振幅显著下降（图76.1）。心率、无创血压、呼气末二氧化碳分压和气道压力没有变化，两侧的呼吸音是对称的。

*你担心吗？如果是，问题会是什么？*

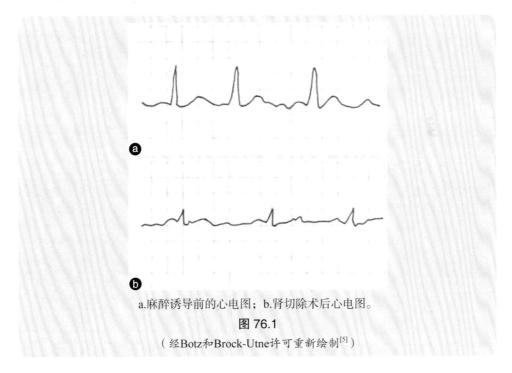

a.麻醉诱导前的心电图；b.肾切除术后心电图。

图 76.1

（经Botz和Brock-Utne许可重新绘制[5]）

## ❓ 解答

你应该要注意，可能发生了气胸，你需要采取以下措施：

1.关闭笑气，只使用七氟烷并吸入100%的氧气。

2.要求进行术中床旁X线检查。

3.要求送一个胸腔引流管到手术室。

4.在等待胸腔引流管到来时，你应该紧急制作胸腔引流装置[1]（图76.2，文后彩插图76.2）。

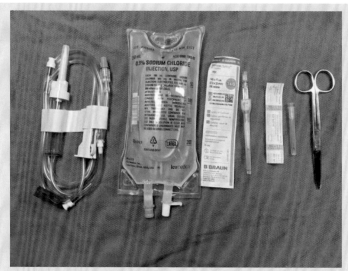

快速组装水封装置所需的设备包括一个装有250 mL溶液的玻璃瓶或塑料袋、一套常规的静脉输液器、一把剪刀、一根静脉输液管和一根18号或更大的针头。该方法包括将静脉输液管切成两半。取下静脉输液袋上的白色盖子后，将输液器的穿刺钎插入输液袋。将穿刺针拧几下（确保穿刺针能够完全穿透静脉输液袋的塞子），然后取下穿刺针，倒置输液袋。通过现在的塑料容器开口（译者注：这个"开口"并非完全敞开，而是被穿刺针穿透后形成的一个小孔。这个小孔足够大，可以让静脉输液设备的另一端插入，但又足够小，以至于在没有插入设备的情况下，液体不会自行流出。所以，这个开口在一定程度上还是处于闭合状态的，需要插入设备才能让液体流出），将输液器的另一个尖端（带Cair调速开关）插入液体中约2英寸（5 cm）。通过锁骨中线的第二肋间，将14号套管针刺入患侧胸膜腔。将14号套管的近端连接到输液器上的公接头上［译者注：公接头指的是这种接头的一端有外螺纹，可以插入另一个带有内螺纹（母接头）接头的接头］。将大口径针头（>18号）插入塑料容器的滴注口，用作排气口。

图 76.2

（由JGBU提供）

### 讨论

当患者清醒呼吸时，心电图振幅下降可辅助诊断自发性气胸[2-4]。由于患者的总体情况尚稳定，该病例中我们未立即放置胸腔引流管[5]。然而，25分钟后，在心电图振幅没有任何进一步变化的情况下，血氧饱和度突然降到95%以下，平均动脉压降至40 mmHg，吸气峰压从25 cmH$_2$O升至58 cmH$_2$O，左肺呼吸音降低。此时胸腔引流瓶尚未送达，因此给患儿放置了紧急胸腔引流管（图76.2）。置入引流管后，心电图振幅恢复到基线水平。患者安然康复，1周后出院。

如果患者的生命体征恶化，而你既没有引流管，又没有时间制作紧急引流管，那便必须在锁骨中线的第二肋间隙将14号静脉套管针插入胸膜腔。过去，当我们还在使用玻璃注射器时，会把其连接在14号静脉套管的近端（也就是导管连接到其他设备的那端）。如果你的诊断是正确的，针栓会飞到房间的另一端（译者注：这应该是种夸张的说法，用来形象地描绘出气胸患者胸腔内压力的突然释放。严重气胸时，尤其是压力性气胸，胸腔内会积聚大量的空气，当针头刺入胸腔，空气会通过针管迅速排出，产生较大的压力。如果使用的是玻璃注射器，这种压力可能会使注射器的针栓被弹出，飞到房间的另一边，但其实很少会达到如此程度）。在南非德班爱德华八世国王医院，术中突然气胸时（常由肺结核引起的肺大疱导致），医师们总会比谁的针栓飞得最远。这类似于渔民有时候会夸大他们捕到鱼的大小，当塑料注射器接在静脉套管针后给气胸患者穿刺时，我从来没有见过一个针栓飞起来。

## 建议

术中心电图振幅下降应引起重视[5-6]。

### 译者评注

近几年，床旁超声技术在提供实时图像诊断气胸方面发挥了极大作用，已经成为目前的主流一线技术。但在资源匮乏的地区，术中超声困难，甚至有时候术中X线摄片都很困难，但心电图唾手可得。本病例给大家提供了一种传统而又新颖的诊断方法：心电图。然而，气胸时心电图改变并不特异，更对麻醉医师的能力提出了新的要求，由于心脏在左侧，左侧气胸的心电图改变更明显，一些常见的特征包括气体使纵隔右移，心脏与前壁的距离增大，胸导联的导电性明显降低，引起前壁导联R波递减和低电压，导致R波消失呈QS型波，类似于前壁及侧壁心肌梗死。某些情况下，气胸可能会导致心电图上出现急性右室负荷的特征性改变。国内手术室里，胸腔闭式引流基本随手可得，但一些特殊环境，如急诊室、急救车、手术室外气胸时，是否能如本病例做到的那样因陋就简地改装引流设备，可能会造成生死之差！

## 病例77 技术人员，也必须良好培训

参考文献

俞立奇 译 白雪 刘岗 尹晴 校

你在安哥拉北部一家路德健康使命医院担任唯一的麻醉医师已1年。今天是一个重要的日子，因为医院刚刚收到了一台新的Apollo麻醉工作站。由于你在德国汉堡使用过类似的机器，所以对其十分熟悉。说明书所用的语种是英文和德文。麻醉技术员/护士只会说葡萄牙语，你通过还算流畅的葡萄牙语和他一起花费几小时熟悉机器。由于技术人员/护士从未见过一次性二氧化碳吸收剂（CLIC Absorber 800+），你需要详细向他解释和展示如何将其安装到机器上。你还告诉他，接上二氧化碳吸收器前，必须拆除覆盖在进气口上，用于保持钠石灰干燥的红色盖子（图77.1，文后彩插图77.1）。

几天过去了，Apollo运行良好。一天晚上，你正为一名40岁的肠梗阻男子（ASA Ⅰ E级）麻醉。在麻醉开始前，你注意到技术人员正确安装了新

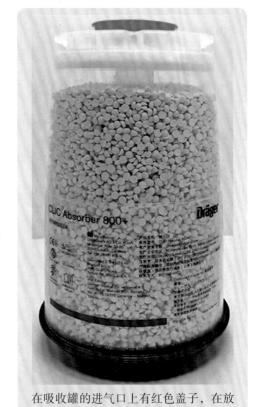

在吸收罐的进气口上有红色盖子，在放入Apollo麻醉工作站之前，必须取下。

**图 77.1 一次性二氧化碳吸收剂（CLIC Absorber 800+）**

的吸收剂，红色的盖子已取下。手术开始前，你确认Apollo™通过了术前Drager自动测试和规定的手动机器检查。在平稳的麻醉诱导和气管插管后，开始机械通气。你注意到呼气末二氧化碳分压逐渐上升，患者的生命体征或通气参数并无其他变化。你感到迷惑，于是换了台旧的麻醉机，之后患者的生命体征都是正常的，包括呼气末二氧化碳分压。手术顺利结束。

*你认为造成困境的原因是什么？*

## ? 解答

对故障机器的检查表明，二氧化碳吸收剂（CLIC Absorber 800+）罐的麻醉气体入口被胶带完全覆盖（图77.2和图77.3）。这是由于当吸收剂开箱时，麻醉技术员发现一个吸收剂罐的进气口缺红盖子（图77.2），因此决定用胶带封上它。当吸收罐安装到机器上时，他一定忘了取下胶带。吸收罐的胶带阻止了任何气体通过吸收罐，因此二氧化碳升高。

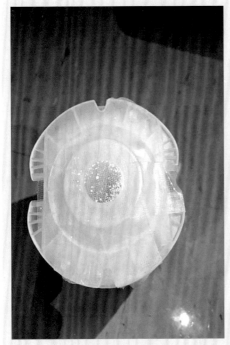 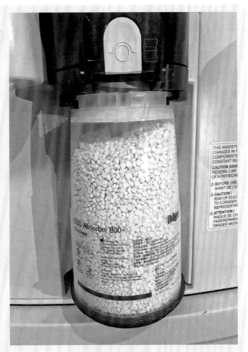

图 77.2　吸收罐入口处被胶带覆盖　　　图 77.3　若你仔细观察，就可以看到覆盖在吸收罐顶部的胶带

## 讨论

术前检查麻醉机时，都应物理评估二氧化碳吸收罐的功能，而非仅仅观察颜色是否变紫[1]。阻塞二氧化碳吸收罐气体入口导致呼气末二氧化碳分压增加。更重要的是，该病例中Apollo™通过了术前Drager自动测试和规定的手动检查流程。因此，这些测试不能识别出贴有胶带的二氧化碳吸收罐入口。

## 建议

技术人员必须充分培训，才能安全地管理麻醉设备。在这个病例中，技术人

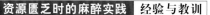

员的善意为近乎灾难事件的发生铺平了道路。

### 译者评注

　　本病例中的技术员一知半解，虽知道封住开口可以防止吸收罐内颗粒脱水干燥，但他又欠妥地用"土办法"解决这个问题，还忘了（也许完全没有这个概念）在罐体上做好警示标识，胶带堵住吸收罐的气体入口，呼出气中的二氧化碳未经吸附又被重新吸入。其实仔细看图，发现二氧化碳吸收剂未装满且倾斜，所以即使安装前拆除了胶带，也可能形成壁流效应或二氧化碳吸收不完全。该病例告诉我们，麻醉设备上的任何一个组件都是有技术含量和知识体系的，不要轻易改变常规的流程和做法，因为有时候真的会要命！

# 病例78 这种麻醉方案，会出什么问题？

俞立奇 译　白雪　刘岗　尹晴 校

你在南美洲北部圭亚那南部一家中型医院工作。事实上，圭亚那是南美洲唯一以英语为官方语言的国家。

某天，一位新来的澳大利亚耳鼻喉外科医师告诉你，当天最后一位患者有冠状动脉疾病、肥胖、外周血管疾病、慢性阻塞性肺病和高血压等多种合并症。拟在局部麻醉和轻度镇静下行择期再次腭部活检术。根据这些信息，你同意该麻醉方案。

患者65岁（体重260磅，身高5英尺4英寸，BMI 45.5kg/m²）。对其评估为ASA Ⅲ级，在手术台上，患者生命体征是窦性心律 86次/分，血压155/96 mmHg，吸入空气时的氧饱和度为92%。外科医师带着Optiflow装置（THRIVE）（Fisher and Paykel Healthcare，奥克兰，新西兰）（译者注：一种经鼻高流量氧疗装置）进入了手术室。Optiflow装置将为自主呼吸的镇静肥胖患者提供100%的氧气[1]。该外科医师表示，之前使用Optiflow时，他能够让患者（比如他即将手术的患者）保持100%的氧饱和度。由于你没有见过或使用过Optiflow，外科医师连接了该设备，并将鼻腔氧气设置为高流量状态。鉴于患者病史，你决定不给其任何镇静剂，但会在整个简短的手术过程中对其进行安抚。外科医师在患者口腔顶部注射了2 mL含有1∶80 000肾上腺素的2%利多卡因，然后他拿起了针状电刀。

*这种情况，有什么问题吗？*

## ? 解答

即使使用针状电刀，也可能发生口腔内火灾[2]。

## 讨论

火灾三要素，分别是氧化剂（氧气）、点火源（激光或电切/电凝等）、燃料源。很多激光手术发生过气道火灾，但由电切/电凝引起的火灾要少见得多。ASA手术室火灾实践建议[3]指出，电切/电凝等可能成为火源。

一份报告中，详细描述了使用THRIVE时，单极电凝止血引起口腔内火灾[2]，但患者没有受到不良影响，并如期当天出院。该病例中，火焰仅是一道电弧，从电凝针尖端延伸到一个钛制牙科植入物，并导致电凝针上的聚四氟乙烯（PTFE）燃烧。外科医师立即从口腔中取出电凝针，并只在短暂关闭THRIVE时才使用电凝针。该报告笔者[2]推断，导致火灾的原因是患者之前的手术中在左上颌骨和口腔之间形成了一个假通道。这个通道允许高流量氧进入手术区域。若外科医师使用双极电凝，可能会降低风险，但仍有可能产生电弧[4]。

我们在病态肥胖患者的电抽搐治疗（ECT）中使用THRIVE取得了巨大成功，即使是短暂的呼吸暂停也会导致这些患者出现严重的血氧饱和度下降[5]。

手术室火灾还有其他原因。例如，如果光纤照明系统未经保护地放在手术铺巾上[6-7]，或过量使用安尔碘消毒剂（DuraPrep）时使用电刀切割患者的皮肤[8]。

### 教训

请注意：电切/电凝、氧气和易燃物会引起火灾。

### 译者评注

外科手术中常电切/电凝，但它有时也可能引起火灾，特别是有易燃物质情况下。以下是一些需要注意的事项。

1.避免易燃物：确保电切/电凝周围没有易燃物品，如纱布、乙醇、消毒剂等。用过的乙醚、乙醇要立即封盖。手术室内的易燃药品，应随用随领。

2.安全用氧：滴定满足患者需求所需的最低氧气浓度。

3.适当的通风：维持手术室的良好通风，以及时排除任何可能积聚的有害气体。

4.严格遵守操作规程：医疗专业人员应严格遵守操作规程，确保正确使用电刀，包括合适的功率和操作时间。

5.检查设备状态：定期检查电切/电凝设备的状态，确保电刀的绝缘和接地良好。

6.废弃电极的处理：废弃的电极和其他设备部件应妥善处理，以防它们引发火灾。

7.麻醉医师与外科医师相互沟通：外科医师必须知道患者供氧浓度，麻醉医师必须知道外科医师何时使用电切/电凝，在外科医师计划使用电切/电凝前，氧气必须减少或关闭几分钟，使积聚的氧气能够消散。

## 病例79　军事冲突

陈璋 译　肖可　刘岗　尹晴 校

你被派驻在纳米比亚的南非陆军野战医院，医院有血库、X线等设施设备。1975年的安哥拉内战仍在继续，古巴和南非士兵间一场交火刚结束，双方各有伤亡，伤员由直升机运送到你所在的医院。

患者是一名南非士兵，右腋下被击伤，唯一可见的伤口是一道10 cm的撕裂伤。

你作为麻醉医师兼急诊医师接诊了这名伤员，他生命体征稳定但疼痛剧烈。立刻开放静脉通路，给予镇痛，并由护士缝合了伤口。

*你还该做什么？*

### ❓ 解答

由于穿透伤的原因未知，应对患者行胸部X线检查。在该病例中，你看到一枚未爆炸的M-60枪榴弹（图79.1）穿过了患者的纵隔。你会怎么做？

### 👥 讨论

这是一个真实的故事（见该故事链接）。患者完全稳定，随后被带到手术室，实施麻醉，左侧卧位并固定于手术台上。为抵御可能的爆炸手术室周围武装了沙袋和从装甲运兵车取来的装甲板。为抓取枪榴弹，特地架设了一个滑轮系统。除外科医师，其他人员全都退到了手术室外面。外科医师用一根导线穿过枪榴弹的一端，然后连接滑轮，随后外科医师松解了枪榴弹附近的软组织和肋骨。准备就

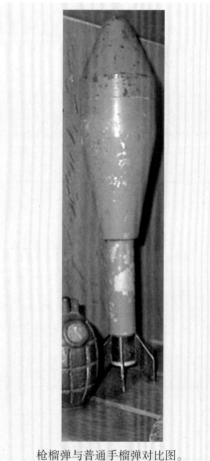

枪榴弹与普通手榴弹对比图。

**图 79.1**

（图片源自网络）

绪后他也退到手术间外面，用滑轮系统拉出了枪榴弹。枪榴弹被带离医院，由工程师处理。事后除双侧少量胸腔出血，枪榴弹未损伤纵隔其他结构！

该故事和其他相关信息的链接（外网）：https://www.iol.co.za/entertainment/books/bringing-the-border-war-back-to-life-1443307.

📋 **建议**

诊疗时，若临床发现让你疑虑，请保持警惕并核实情况。该病例中，医师不确定患者的伤情，胸部X线检查对诊断起到了重要作用。

💬 **译者评注**

此病例中患者极其幸运，这归功于在有限条件下的关键检查。

现实世界中的战创伤更为危重，其特点为"三多（重伤员多、多发伤多、烧冲复合伤多）"和"三高（减员率高、休克率高、手术率高）"，还需关注特殊环境（高温、低温、高海拔、海域等）下的战创伤病理生理特点。第一时间的伤情评估、做好充足准备、及时更新工作区域的战争相关知识在实际工作中有非常重要的意义。

# 病例80 临终患者

推荐阅读

陈璋 译　肖可　刘岗　尹晴 校

你是特兰斯凯地区（南非德班的南部）一家健康使命医院唯一的医师。你的上级转诊医院是德班的教学医院，车程4~5小时。

在这里，你大部分时间扮演全科医师的角色。每周一次，会有外科医师前来手术，届时你为患者麻醉。工作用语是科萨语，虽然你逐渐能懂一些科萨语，但大部分时间依赖护士为你翻译。

一天下午，在5~6名家属陪同下，一位年逾80岁的科萨老人被送进了急诊室。你询问病史并检查了患者，很明显患者濒死于恶性肿瘤。患者剧烈腹痛，据你乐观估计，他可能只有1周或10天生命。你知道即使患者转诊去德班医院，也很有可能会在那离世。但你想展现出一个有爱心的医师形象，所以抽出时间联系了德班医院。

德班医院同意接收该患者，你把这个好消息告诉患者家人，并向他们保证患者在德班会得到很好的治疗。令你意外的是，这家人似乎并不满意该计划。你心中充满了疑惑，不知道为什么。

*你会怎么做，问题出在哪里？*

## ❓ 解答

这发生在我朋友Guy Daynes医师身上，他当时在特兰斯凯工作，家属反对转诊后，他请急诊室的护士到他办公室，想弄清楚原因。

护士告诉Daynes医师，家属希望患者能在健康使命医院走完人生的最后一程。原因有三：①他们相信患者在这里也会得到无微不至的医疗和护理；②若将患者转诊到德班并在那里去世，将尸体送回特兰斯凯对家属来说经济负担很重；③部落法律规定科萨人必须叶落归根。

因此，Daynes医师告诉家属，他认同不转诊的决定，并会将患者收入院治疗。10天后，患者在医院安详去世。Daynes医师应邀参加了葬礼，这对他来说是莫大的荣幸。

## 👥 讨论

因文化和历史背景不同，不同人群对临终者的照护习俗大相径庭。工作中，我们需要充分了解当地的传统。否则，你自认为富有同情心的行为可能并不会被认可。

无论是在富裕或是贫穷的国家，家庭成员遗弃生病、老年亲属的现象时有发生。但在南非，这是闻所未闻的，甚至将亲属送至养老院也被视为遗弃。

决定了亲属最合适的去世地点，还要考虑："患者希望生命最后一程时，谁陪伴在身边？"

以上考量在照顾临终儿童时尤其重要，但对临终的成年人也不应忽视。为便于患者离世前能与深爱之人共度时光，机构必须为家庭成员提供方便。对于临终的儿童，母亲的陪伴让他们看到了希望。任何人都不应低估希望之光的价值。

许多社会，临终患者的遗愿和遗言对家庭至关重要，同样，给患者喝下最后一口水，亦是一份深沉的仪式（译者注：许多社会中，给垂危的患者最后一口水是一种重要的仪式或传统。这个仪式可能被视为一种关怀和安慰的方式，让患者在生命的最后时刻感受到温暖和关爱）。

因此，若医师想理解患者的畏惧行为，就有必要了解临终患者的宗教信仰。事实上，科萨人并不害怕死亡本身，但对未知的旅程难免担忧。

我记得，在非洲行医时，就常有临终患者问我："我会死吗？"

关于如何回答，我收到的最好的建议来自德班纳塔尔大学的一位出色小儿外科教授Bob Mickel，他会非常友善地回复患者或家属："是的，有生必有死。"

我发现此时患者通常会因此微笑。然后我会继续问他们是否担心？如果是，我会尽我所能帮助他们克服恐惧。这时，明确患者的宗教信仰非常有用。若你是一个虔诚的教徒，那么与患者一起祈祷便是一个非常好的安慰方式，这样做，你也将自己与患者及其家庭联系在一起。

### 建议

只有打开心扉，时刻准备好去学习与倾听，才能了解和尊重全球不同地区临终照护文化的差异与独特之处。只有践行了当地文化，你的照护才能真正地为患者及其家庭提供慰藉。

### 译者评注

在对发展中国家的医疗援助过程中，医务人员甚至整个组织/机构会遇到许多挑战，文化与语言的障碍便是其一，对当地文化了解甚少或不足、无法理解基本语言都会引发问题。患者对疾病原因的理解（在很多文化中疾病与超自然力量、微生物相关），与他们能接受的治疗息息相关。因此医务人员应关注当地文化并制订最合适的诊疗计划。

# 病例81 新的通气系统

参考文献

陈璋 译 肖可 刘岗 尹晴 校

你在南非北部的一家小医院开始了毕业后的第一年工作。由于你是新人，就承担了麻醉医师的工作。你正在尝试弄明白手头可用的三种麻醉系统，即Mapleson A、Bain（Mapleson D）和Mapleson F系统（由Jackson-Rees改良的Ayre T型管）。

*你在想是否有办法将这三个环路合为一个？*

*读者们，你们知道这样的系统吗？*

## ❓ 解答

兼备三个回路功能的是Humphrey ADE回路系统，即麻醉通用呼吸回路[1-3]。

## 👥 讨论

我的朋友David Humphrey，作为一个初出茅庐的麻醉医师在南非健康使命医院工作时，发明了该系统。1980年他加入我所在的德班医院后，我们开始制作该设备并测试[1-3]。领域内的其他研究[4-9]也确认了该设备的可靠性和有效性。设备如图81.1、图81.2所示。患者自主呼吸时，提起操纵杆，平均新鲜气流量为51 m/（kg·min）［译者注：此处应为50 mL/（kg·min）］。使用该系统自主呼吸时，一名体重70 kg的患者需要3.6 L/min新鲜气流量，而使用Bain系统则需要10.7 L/min[10]［译者注：Mapleson D系统中的新鲜气体是从Y型管（Y-piece）的吸气支路吸入，而废气则通过Y型管的另一端（呼气支路）排出。Bain系统是Mapleson D系统的一个"同轴"版本，因为Bain系统中新鲜气体管道是伸进废气管道中直接靠近患者端的，即新鲜气体的吸入和废气的呼出共享同轴通道。相比Mapleson系统，Bain系统具有结构小巧价格低廉、无效腔少、肺阻抗低、废气易清除等优点，但由于该系统对新鲜气体流量要求较高，仅适用于体重10 kg以下的患儿］。

将操纵杆向下转动，Humphrey系统就从Mapleson A转换成为Mapleson D与Mapleson E系统。因此，当控制通气时，ADE系统与Bain设置一致[11]。用于成年人患者时，若新鲜气体流量≥70 mL/（kg·min），通气量≥140 mL/（kg·min），预计就能避免二氧化碳蓄积。用于儿童患者时，若新鲜气体流量3～4 L/min、通气频率20～3-次/分（译者注：此处应为20～30次/分）、潮气量

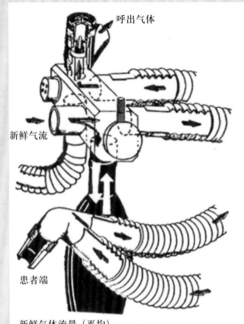

呼出气体

新鲜气流

患者端

新鲜气体流量（平均）

50 mL/（kg·min）

Mapleson A：提起操纵杆，为自主通气、手控通气模式。

**图 81.1**

（图片源自参考文献[1]，并经许可）

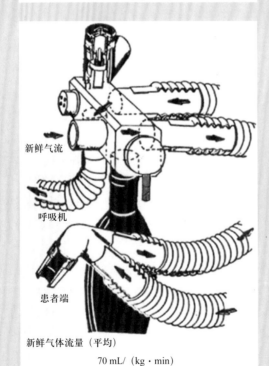

新鲜气流

呼吸机

患者端

新鲜气体流量（平均）

70 mL/（kg·min）

压下操纵杆，控制通气模式。

**图 81.2**

（图片源自参考文献[2]，并经许可）

10~15 mL/kg，血中二氧化碳可维持正常或轻度低碳酸血症。与Bain系统不同，本系统使用时无须移除储气囊或关闭阀门。通气机也可以直接连接回路，随时备用。

　　该回路系统非常适用于资源不足的情况，尤其无钠石灰时（和我没有利益冲突）。

### 📋 建议

　　要始终大胆尝试去改进所有事物。

### 💬 译者评注

　　有研究表明，欠发达地区的麻醉工作面临的设备与技术困难包括基础建设（手术室）、中央气体管路、脉搏饱和度及其他监测仪器、麻醉设备、紧急用药与麻醉药物的不足。一项在非洲东部三个国家的76个医院的调查显示，三分之一的医院缺乏可用的麻醉机与压缩氧气。因此，前往资源匮乏地区工作前，麻醉医师应预见到椎管内麻醉与氯胺酮麻醉在这些地区应用更为广泛，且麻醉医师需要充分掌握通气技术与原理以便随时进行设备改装。

# 病例82 战区的患儿

参考文献及
推荐阅读

陈璋 译 肖可 刘岗 尹晴 校

在叙利亚北部，你参与了无国界医师组织（MSF）。叙利亚常年内战（2011年至今），平民们常遇上交战。作为一名麻醉医师，你在急诊室与手术室都有工作，接诊内容非常广泛，从胸部枪伤、脓肿清除、剖宫产、清创缝合到截肢等。

一天晚上，急诊室呼叫你。一名5岁男孩因呼吸困难入院，通过翻译，陪同男孩入院的叔叔告诉你男孩的父母2天前都已去世，而小男孩并不知情，他们当时的症状听起来像死于呼吸道疾病。患儿咳痰、声嘶、皮肤红斑、水疱，并自述味觉、嗅觉减退，生命体征为心率95次/分，血压110/60 mmHg，呼吸空气下氧饱和度90%。胸部X线检查提示肺过度充气和某些阻塞性肺疾病的征象。患儿前一日开始青霉素治疗。

你将患儿收入ICU观察，并持续气道正压通气，氧流量为2 L/min。

*该患儿最可能的诊断是什么？*

**? 解答**

硫芥子气中毒。

**讨论**

硫芥子气（sulfur mustard，SM）能立即毒害眼睛，随后是皮肤。约12小时后出现呼吸道症状，包括打喷嚏、咳嗽，并伴有嗅觉和味觉丧失。36~48小时依次出现喉炎、失音、支气管炎和肺炎。若吸入的芥子气浓度＞1000 mg/mm$^3$，患者2~3天就可能死于呼吸衰竭。这个病例中，芥子气浓度可能在50~100 mg/mm$^3$，从而导致了慢性细支气管炎[1]。

硫芥子气（二氯二乙基硫醚）是用于制造化学武器的原型，是一种可引起水疱、溃疡等皮肤黏膜损伤的烷化剂[2]。1917年，被德国人首次在第一次世界大战期间使用，造成逾125 000人伤亡。1925年的《日内瓦公约》虽禁止使用芥子气，但第二次世界大战、两伊战争（1980—1988）、伊拉克战争及最近的叙利亚战争中仍有使用。因芥子气易于制造和可储存为油性液体，且作为油性液体可通过喷雾雾化或爆炸性冲击分散，故常在战争中被使用。像叙利亚这样温度较高的国家，液态芥子气的汽化显著增加并利于其扩散[3]。

由于其低挥发性，无风时，即使在开阔地区，芥子气也可以在空气中停留

1周以上，尤其在温带气候下。当浓度<50 mg/mm³时造成轻度损伤（眼痛和红斑），而浓度>1000 mg/mm³时产生严重损伤。

若暴露时间少于4小时，应脱掉患者所有衣服并从头到脚彻底清洗。若不清洗，毒素会不可逆地附着于人体组织。值得注意的是，只需3~5日，大剂量芥子气就会抑制骨髓造血功能[4]。芥子气会损伤人体所有系统的代谢和组织，可致永久性残疾甚至死亡。伤者需系统性多学科治疗，这就要求我们全面了解这种毒害的各类生理学知识[5-6]。

已有报道称，暴露后15分钟内胃肠外给予硫代硫酸钠（3000 mg/kg）、维生素E（20 mg/kg）和地塞米松（8 mg/kg）后生存率增加[6]。

📋 **建议**

在战区工作时，必须要考虑使用芥子气的可能。

💬 **译者评注**

尽管联合国多年来持续呼吁禁止使用大规模杀伤性武器（原子武器、化学武器和生物武器），且全球多国也签订条约、公约。但在一些国家和地区，这类武器仍有使用，近年有报道使用的毒气为沙林（又称GB）和氯气。沙林是一种易挥发的神经毒剂，室温下无色无味，中毒症状包括头疼、流涎、流泪，接下来是肌肉逐渐麻痹，甚至死亡。氯气是一种黄绿色气体，有强烈的漂白剂气味。可导致呼吸障碍，造成身体组织损伤。在战区工作时，医务人员对于大面积同时发生的异常现象，都应将化学毒气纳入可能的病因之一，并及时采取防护措施。

# 病例83 坏疽的腿

推荐阅读

陈璋 译　肖可　刘岗　尹晴 校

你在南非东部，德班以北的边境工作。

一名57岁的祖鲁男性患者，在家人的护送下，来到急诊室。他的小腿已坏疽，急诊医师建议截肢，请你去做术前检查。通过翻译，你了解到患者对麻醉或手术极为抗拒。

患者同意检查，你发现他皮肤黏膜苍白，血细胞比容只有22%。

你告诉患者，其贫血严重，很可能需要输血。但患者惊恐地看着你，然后告诉家人他想回家。

*你确定他不是耶和华见证者（译者注：耶和华见证者的信仰规定不接受输血），那问题可能是什么呢？*

## ? 解答

再次强调，你必须了解你工作所在国家的风俗习惯。后文讲述了祖鲁老一辈人最关心的三个问题。

## 讨论

1.输血。祖鲁人相信血液是灵魂的一部分。他们认为若输了血，其本体将不复存在，转而成为血液捐赠者，甚至输血后所孕育的后代将带有血液捐赠者的印迹。还有一些人认为血液供体要么是动物，要么是医院死亡的人。

2.手术。对于手术，祖鲁人有时会根深蒂固地抗拒。他们惧怕手术不亚于惧怕死亡。我记得曾经有个患者拒绝手术。无论医护人员还是家属都告诉他不要离开医院。但为逃避手术，手术当天他爬上屋顶并拒绝下来。最后，动用了消防队才将他救下。最令人惊奇的是，该患者还带有锁骨下静脉导管、胸腔引流管与导尿管。他如何成功地带着这三样导管爬上屋顶竟无脱落和损坏，实在是有些不可思议。

3.麻醉。实际上，祖鲁人拒绝手术的主要原因在于麻醉。他们中的许多人相信，当被麻醉时，灵魂会离开身体，并可能拒绝返回。如拒绝返回，那就会有个迷失的邪灵来占据身体。还有一些人认为，麻醉机会吸走灵魂，然后将其囚禁在氧气瓶里。

有人告诉我一个故事，一个患者全身麻醉苏醒后，躺在恢复室里一动不动，甚至眼睛也几乎不动。外科医师看着他说："别光躺在那儿，你知道你能动的！你没死。"

对此，患者惊讶而又释然地说："你确定吗？"

我猜，在心怀戒备的患者眼里，身着手术室工作服的医务人员看起来就像天外来客。

## 建议

理解和尊重习俗很重要。幸运的是，大多数祖鲁人逐渐接受手术、麻醉和输血。

## 译者评注

虽然确切的数字不明，但非洲有几千个不同的社会或种族群体。祖鲁人是南非最大的族群，传统的祖鲁宗教是基于对祖先的崇拜和对造物主、女巫和巫师的信仰。其他较为熟知的部落还有马赛（肯尼亚、坦桑尼亚）、卡罗（埃塞俄比亚）、辛巴（纳米比亚）、多贡（马里）、约鲁巴（尼日利亚）等。虽然受到西方文化影响，但部落自身的文化还是得到持续的传承，医务人员在工作中应尽可能提早了解部落文化，了解患者对治疗与疾病的认识。

# 病例84 面部创伤

陈璋 译 肖可 刘岗 尹晴 校

在这个世界的许多地方，暴力性创伤随处可见，你难免可能在这种地方工作。

图84.1是我在急诊室接诊的一个患者，图84.2展示了他未缠绷带的面部。其生命体征出奇地稳定，呼吸空气时血氧饱和度92%。

*外科医师欲修复他的面部，你如何保护气道?*

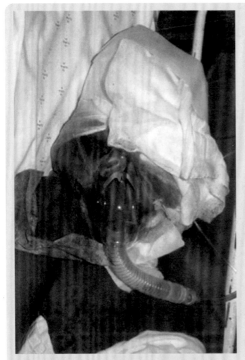

患者在急诊室，面部缠着绷带。

图 84.1

（由JGBU提供）

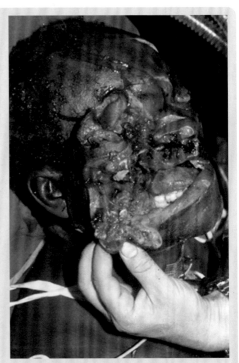

患者在手术室中的面部情况。

图 84.2

（由JGBU提供）

? 解答

快速序贯诱导，压迫环状软骨后，气管插管。

### 讨论

我遇到过很多类似病例。气管插管并不难，尤其是下颌骨骨折的患者。插管前请穿戴好个人防护装备。为确保插管顺利，准备一个或最好是两个开启的吸引装置至关重要。插管成功后，首要任务就是坚决气管切开。

像本病例中的清醒患者，可以进行光纤插管，但前提是必须要有一个非常好的吸引装置且患者能配合。若患者无法沟通，那快速序贯诱导气管插管是更明智的选择。

### 建议

建立外伤性面部畸形患者的有效气道，往往出奇的简单。

### 译者评注

气道损伤是战创伤死亡的第三大原因，约占可预防性战创伤死亡的8.0%，及时有效的气道救治对降低战创伤死亡率至关重要。由于位置暴露，口腔颌面部及颈部为战创伤最常见的部位。现代战争致伤因素众多，以机械伤、理化伤、核损伤及生物武器伤为主，所致气道损伤呈现多样化和复杂化特征。其中，以呼吸道贯通伤、爆震伤等机械伤最为常见；以热损伤最为严重，可迅即导致呼吸道梗阻。熟练掌握气道管理的相关专业技能，因地制宜地实施最佳的气道管理策略，对于提高战创伤救治水平具有重要意义。

# 病例85 不要遗漏核查

参考文献

陈璋 译 肖可 刘岗 尹晴 校

你正在埃及中部的一所大型大学附属医院里上夜班。在此之前，你在埃及南部的一家小型医院工作，最近派你来此处支援。

一名神经外科医师请你为一名56岁脑血管造影的男性患者进行全身麻醉，其BMI 47.8 kg/m²（体重160 kg，身高183 cm）。3天前，他因蛛网膜下隙出血行紧急开颅和动脉瘤夹闭术。你在重症监护病房（ICU）访视了患者，其生命体征稳定，自主呼吸，右锁骨下置了三腔中心静脉导管（Arrowgard®Blue Plus Multi-Lumen CVC，Arrow International，Inc.，Reading，PA）。病历显示经皮置管无困难，术后胸片显示三腔管位于血管内。你通过近端腔口给患者注射了丙泊酚100 μg/（kg·min），通过中端腔口输注了去氧肾上腺素200 μg/（kg·min），随后你把患者带到放射科。

现在已凌晨2点，放射科医师迫不及待地要开始造影。他帮你把患者转移到手术台上。麻醉机、吸引器、气道设备、药物等都已准备就绪，知情同意书也已签署。

*此时，在开始全身麻醉之前，你还需检查什么？*

## ? 解答

检查三腔导管各管腔的通畅性[1]，否则，你会后悔的。

## 讨论

由于建立肥胖患者的外周静脉通路可能困难[2]，通常建议留置中心静脉（锁骨下、颈内静脉）管[3]。我们常规是在全麻诱导前检查各管腔的通畅性[1]。该病例[1]，检查后发现只有末端管腔能抽出血液。因此，我们在透视下注射造影剂以明确管腔情况，我们发现只有末端腔口在血管内。先前注射的丙泊酚（通过近端管腔）和去氧肾上腺素（通过中端管腔）均外渗至颈部皮下组织。由于患者病态肥胖，医务人员都没有注意到外渗，输注泵也未检测到输注阻力增加。

为重建静脉通路，透视引导下，通过在血管内的末端管腔将导丝置入右心房并移除三腔导管，随后通过导丝置入双腔导管（Blue FlexTip catheter®，Arrow International）。注射造影剂透视证实两个导管腔均位于血管内。

最初的三腔导管长16 cm，已经置入至三条管路交汇处。患者颈部非常粗

（周长＞70 cm），皮肤和中心静脉之间的距离远，导致只有远端管腔在血管内。放置导管后的胸片显示导管在胸腔内，且可从远端管腔抽吸出血液，因此医务人员认为导管位置恰当。重新置入的导管长20 cm，追加的长度可以保证两个管腔均进入血管。最近也有一例类似并发症的报道，一例肥胖患者使用了更短的10.8 cm肺动脉导管而导致并发症[4]。

### 📋 建议

1.对于部分肥胖患者，标准中心静脉导管行锁骨下静脉置管，其长度可能不够，对于这些患者应考虑使用更长的导管。当接手置管患者，接手前应检查所有导管来确认导管是否都在血管内。病态肥胖患者中，导管的位置会随着身体移动而位移[4]，因此应定期再确认导管的位置。

2.永远不要相信不是由你亲手放置的静脉导管，尤其是中心静脉导管，不要遗漏核查。

### 💬 译者评注

文献表明，血管内中心静脉导管错位与解剖变异、导管插入左胸静脉系统、斜面方向不恰当、患者体型变异等原因相关。在个别移位的案例中常规X线检查结果正常或仅提示"不确定"，这时应使用其他诊断方法来明确导管位置。此外，一项非洲的调查表明，即使在转诊医院，仅25%麻醉医师常规使用世界卫生组织的手术安全核查表。当在安全文化较弱区域行医时，医师更需注意各事项的记录与核查。

# 病例86 急性阑尾炎患者

参考文献

陈璋 译　肖可　刘岗　尹晴 校

你在厄立特里亚南部的一家小医院工作。现在是九月底。一位初来乍到的外科医师从急诊室打电话给你。他告诉你，他接诊了一位17岁的女性急性阑尾炎患者，请你去评估。

通过翻译，你发现患者已不适约12天，腹痛、疲乏、间歇性发热、头痛、纳差、便秘、恶心和呕吐。

2天前，患者在抗生素治疗后感觉好转，但4小时前，其突然重度腹痛。急诊室很热，但患者仍盖着毯子，紧紧抓住毯子至脖子，反复说很冷。你想给患者检查，但她不愿意，护士告诉你，也不愿外科医师检查。然后患者用右手示意疼痛位于右髂窝区。但当患者把手放在腹部时，你注意到被毛毯覆盖的腹部似有隆起。尿检结果表明患者未怀孕。患者的生命体征是心率122次/分，血压85/50 mmHg，呼吸30次/分钟，呼吸室内空气血氧饱和度为93%。体重约50 kg（110磅）。你怀疑患者有脓毒症。在患者手背上，可看到一些玫瑰疹。患者声称是在使用抗生素后发生的。你再次要求患者进行彻底检查，但她坚决不同意。

*你认为诊断是什么？在该诊断下，围手术期的麻醉管理应该是什么？*

## 解答

伤寒。

## 讨论

我见过很多这样的病例，不幸的是，有些患者在手术台上不治而亡。

伤寒病例，最重要的是建立良好的静脉通路。术前必须放置导尿管和鼻胃管，并保持胃管有负压吸引。在吸引胃管时，建议上下移动并旋转胃管，从而尽可能地清空胃内容物。开始全身麻醉前，患者液体复苏至关重要。快速序贯诱导前，我建议先置动脉和中心静脉导管。要注意，在外科医师开腹后，患者的血压可能会急剧下降。

本病例患者回肠穿孔。类似穿孔病例中，96.8%的患者会出现广泛性腹膜炎，腹腔内有小肠内容物与脓液[1]。

在资源匮乏的环境中，伤寒感染仍然是一个重大的健康问题。通常，伤寒是摄入被沙门氏菌携带的粪便或尿液污染的食物或水而感染。卫生条件差、水源不洁和不遵守基本卫生原则是感染此病的主要病因。

伤寒（极其可怕的并发症——回肠穿孔）仍经常发生，事实上，在资源匮乏地区，它有一定流行性。值得注意的是，年轻男性的患病率更高[1]。

必须警惕，若抗生素治疗的伤寒患者肠道穿孔，因此时患者可能只轻微腹痛，无发热，确诊就困难。

目前，回肠穿孔的总体死亡率约为20%[1-4]。对比1964年Dickson等[5]报道尼日利亚伤寒穿孔死亡率为58%，治疗上已取得了巨大的进步。

伤寒患者的主要死因是腹膜炎，它可能导致严重的内毒素血症和多器官功能衰竭[6]。在腹膜炎发生后48小时内存活下来的患者中，许多还将因伤口感染甚至伤口裂开而延迟出院。

资源不足时，伤寒仍是一个严重的公共卫生问题，而在资源极度匮乏时，伤寒的打击是毁灭性的。

### 📋 建议

早期、及时的诊断，充分的液体复苏和及时的手术，对于降低死亡率至关重要。

### 💬 译者评注

除外伤寒，前往非洲需注意的胃肠道感染与疾病还有甲型肝炎和旅行者腹泻，非洲疾病控制中心一份2023年9月的疾病监测报告表明，霍乱、白喉、新冠病毒感染、麻疹、脊髓灰质炎、黄热病、登革热等疾病当前仍需关注。即使已接种疫苗，医务人员在生活工作中也应做好防护，降低感染风险。

## 病例87 小心医院管理员

徐立 译　惠夏　刘岗　尹晴 校

在某个资源匮乏国家，你已经在那里工作了两年多。你是医院唯一一位全天候从事急救、麻醉、助产和手术的医师。医院床位20张，管理员1名，管理员负责购买、管理和维护医院所有库存，并支付员工工资。她是一名受过培训的簿记员（译者注："Bookkeeper"簿记员，是指一位负责簿记和会计工作的人。在医院管理员的情境中，她受过簿记培训，这意味着她具备处理医院财务事务、记录开支和收入、管理账目等方面的能力。其角色可能包括维护财务记录、制定预算、处理发票、支付工资、管理医院的经济方面，以及监督医院的财务），已在医院工作多年。医院所有的清洁和维护工作都由志愿者完成。

医院依赖于慈善捐赠、州和地方政府小额月度支持来保持财务运转。这些应该足够，但从来没有足够的钱支付三个护士和你的工资。药品等总是缺货。医院为工作人员提供基本的食宿。你的妻子（一名护士）想回英格兰，你同意后你们离开了。

6个月后你收到了一封信（那时没有电子邮件与传真），是在那家医院接替你工作的医师寄来的。他告诉你医院现在运转良好、资金充实。他还告诉你，管理员已离职。

*你认为一家财务困境的医院，为何突然经济状况好转？*

### ❓ 解答

带着200多万美元，管理员与她的丈夫和孩子潜逃到了巴西。

### 👥 讨论

管理员一走，新来的医师和他的妻子（也是会计），将医院的财务状况理得井井有条，医院运转得很顺利。该管理员未被逮捕，她与家人携有200万美元巨款留在了巴西，两国间无引渡协议。

这个故事，正是我一位挚友的亲身经历。

我相信，资源匮乏环境中工作的任何人，无论是医务人员还是行政人员，绝对不是为了工资，通常都出于利他的原因。然而，正如该故事告诉你的那样，偶尔也会有人滥用自己的职位和人们对他们的信任。

## 建议

若你发现自己情况类似，记住这个故事，核对你的实际情况。

### 译者评注

故事中，医院管理员的携款潜逃不仅使医院的运营陷入了困境，更辜负了那些慈善捐赠者和带着利他之心在医院从事医疗、保洁等工作的志愿者们的信任。需要注意，无论在任何环境中都有可能出现人性的阴暗面，在给予信任和帮助的同时，必须建立起有效的监督机制，防止个别人的贪婪与腐败侵蚀公益事业的纯洁性。

## 病例88 部落纷争

徐立 译  惠夏 刘岗 尹晴 校

你所在南非纳塔尔省的医院里，8张床位的ICU突然住满了重伤的男性患者，有些需要插管和机械通气。他们同属一个部落，都是枪伤，你得知，这是一次部落间土地所有权冲突引发的伏击事件。

现在是晚上10点，在这个黑暗的热带夜晚。除了关心患者，你还要关心什么吗？

### ❓ 解答

你自己的安全。

### 讨论

事情发生在20世纪80年代。突然，3名反对派部落的男子，手持AK-47步枪冲进ICU，开始向患者和工作人员疯狂射击。主管医师和其他工作人员纷纷跳出窗户逃生。枪击事件后，所有患者和两名护士不幸丧生。

如何保护自己免受该类型的攻击？

你应该坚持在医院大门和ICU入口处配备武装保安。正如我在序言中提到的那样，许多资源匮乏地区的医院及其场地都被高安全围栏环绕，原因之一就是保证安全。经常可以看到无国界医师穿着防弹背心工作。可能的情况下，因部落纠纷而入院的患者每天应轮换到医院的不同区域。

严重的安全隐患不仅资源匮乏的环境会有，其实任何地方都可能有，如以下故事所述。

我记得20世纪90年代一个冬日的凌晨2点，我们正在斯坦福大学医院给一名30岁的男子做手术，他的右腿中了几枪。突然，3个穿着大衣、戴着帽子的大汉冲进了手术室。他们是如何进来的我并不知道，但本能驱使我扑倒在地板上，等着子弹飞过。然而，我听到护士Pat Roger平静地对陌生人说："这是手术室，你们不能进来。"

"你在给我们的兄弟做手术。"陌生人回答道。

于是Pat用更加平静的语气说："好吧，如果真是这样，如果你想让他活下去，就必须离开。你们已经破坏了手术室的无菌环境，这会要了他的命。"

听到这话，他们转身就离开了。

我从地板上爬了起来，感到非常尴尬，幸好戴着口罩。

📋 **建议**

面对像上面提到的潜在危险情况，你必须尽力采取最好的预防措施来保护你的员工和你自己。

💬 **译者评注**

在中国，伤医事件也频繁发生。我认为需要提升两方面：①安检门等硬件设施提升；②保安人员素质及应急反应系统提升。

一个安全的执业环境，是医护人员生存的刚需，也是他们心中最低的理想。对医护的人身安全和执业环境予以有力保障，不仅是一个医院的责任，也是一个文明社会的标志，应该成为一个社会的共识。

# 病例89 麻醉机间歇性电力故障

推荐阅读

徐立 译 惠夏 刘岗 尹晴 校

你已经在东非的内陆国家布隆迪当了约6个月的麻醉医师。

医院里有两台Narkomed 2A型麻醉机（北美德尔格）。只有一台能用，该机器一直由以前的麻醉医师维护，他们从另一台机器上拆下零件来保持这台机器的运行。那台被拆卸的机器现在已无法工作，并且它的电源也不再使用。

今天你要为一位35岁的ASA I 级患者（身高5英尺10英寸，体重170磅）行股骨颈骨折复位术的麻醉。术前，你对Narkomed 2A麻醉机例行检查，完好。患者诱导平稳，成功气管插管。生命体征、心电图、无创血压和脉搏血氧饱和度均稳定。手术40分钟后，麻醉机控制面板上的"交流电源故障"指示灯亮起，并警报响起。你注意到呼吸机和监护仪仍正常运行。由于你知道Narkomed麻醉机的电池还有大约30分钟的续航时间，你开始尝试找出问题所在。

你确认Narkmed 2A电源线插头已完全插入墙上插座，但警报仍继续。你检查了所有墙上的其他电源插座，也检查了那个连接到Narkomed麻醉机的插座，都能工作，因为所有这些电源都可为电动吸引器供电。不幸的是，当把麻醉机插头插入这些插座时，警报一直响个不停。你还快速检查了从墙上插座到机器背面的电源线，证实连续完好。尽管进行了这些检查，但提示"交流电源故障"的警报仍在继续响起。你将麻醉方式转换为全凭静脉麻醉。20分钟后，控制面板上的"电池电量不足"指示灯亮起，呼吸机停止运行，你使用手动气囊完成了麻醉，手术顺利结束。

那天你还有两台麻醉。机器再次完好通过机器和设备检查。但在第二台麻醉开始几分钟后，"交流电源故障"指示灯再次亮起。你换成全凭静脉麻醉，麻醉顺利结束。

在当天的最后一例麻醉之前，你再次检查了机器，发现它运行良好。你带着一些惴惴不安开始了第三台麻醉，几分钟后"交流电源故障"灯再次亮起。你再次转为全凭静脉麻醉，麻醉也再次平安结束了。

*你是医院里唯一的麻醉医师/生物工程师。你现在会做什么来试着让麻醉机第二天安全工作？*

## ❓ 解答

从第二台"被拆解"的麻醉机上取下电源线，换上去用。如此之后，该机器完美工作。

## 👥 讨论

这种机器电源供应断断续续的情况很不寻常。Narkomed麻醉机（在许多国家仍广泛使用）的电源供应（包括电源线）在后部面板后面[1]。带有电源线的电源供应单元从交流电插座接收电能，并将其转换为直流电（译者注：许多设备，如麻醉机，需要直流电才能正常工作。电源供应单元的作用就是将交流电转换为直流电。这个过程通常在设备内部进行，用户通常无法看到）。这样做是为了机器插上电源时就可以为电池充电，而无须打开机器。机器中的电池是密封的12 V铅酸电池，需要16小时才能充满电。当交流电供应中断时，机器将继续依靠电池供电，直到电池电压降至10 V。当电压降至10 V时，将切断机器的所有电源供应。这样做是为了防止对电池破坏性的"深度放电"[2]。在电池电量不足的情况下，只有气体仍在供应，但若患者肌松，你必须手动气囊袋通气。请注意，除非恢复交流供电，否则监测仪和报警器不会运行。

由于所述麻醉机间歇性故障，正确的结论是：最可能的故障来自电源线。电源线很可能是因为反复碾压、猛拉或拉伸而损坏。若你遇到这种情况，那么一个快速而临时的解决办法可能是调整电源线。若有效，"交流电源故障"灯熄灭，你应该用胶带将电线固定在地板上，不要让任何人靠近它。一有机会，就立即更换电源线。

在资源匮乏的环境中，你经常会发现氧气和氧化亚氮的供应线从墙上掉出，随意地散落在地板上。我们有一个病例，在常规麻醉期间管道供氧突然中断[3]。原因是麻醉机的一个轮子正好压在氧气管上，重重的麻醉机突然压瘪了软管，阻断了氧气输送[3]。

## 📋 建议

沉重的麻醉机反复碾压这些电线或气体管道，可能会损坏电线或气体管道[3]。麻醉医师应该熟悉他们的机器，并准备好处理全部或部分电源故障。

## 译者评注

麻醉机电源出现故障，应该根据不同情况来分别处理。

1.问题：插入电源交流电，按通指示灯不亮，麻醉机仅靠电池在工作，换插座后故障依旧。

处理：手术间插座无电源供给。应立即查看其他电源机器的工作情况，同时查看电源是否跳闸。

2.问题：麻醉机在使用中电源突然中断，更换电源插座后，故障无改变。

处理：应查看插头是否脱落或太松而导致接触不良。如果不存在上述问题，可以检查麻醉机的熔断丝，看其是否烧黑或烧断。对有些熔断丝，不能只看外表。应用手指轻击检查，因为有的看似完好的熔断丝其实已断，从而造成假象。

3.问题：麻醉机在工作中突然产生橡胶、塑材的焦煳味。

处理：应立即拔掉电源，在手控呼吸的环境下更换麻醉机，然后请专业工程师进行检修。

# 病例90　意外收获

徐立 译　惠夏　刘岗　尹晴 校

参考文献

在南非德班纳塔尔大学医学院附属的爱德华八世国王医院，我曾做了17年的麻醉医师。在20世纪70年代，约每隔6周，我就会有1周的时间，为祖鲁兰德班以北的几家乡村医院提供麻醉医疗服务。

有家医院的木板房手术室就坐落在一个绿草如茵的田野中，山羊、猪、鸡以及动物王国的其他成员，在田野中自由穿梭。手术室有几扇门，几步台阶之外，便是翠绿的草地。乙醚是首选麻醉剂，主要是因为它是唯一可用的挥发性麻醉药。许多漫长的工作日结束时，我们会在手术室的角落里发现至少两只睡着的鸡。我会把它们都拿到屋外，轻轻地放到地上。

乙醚比空气重，显然手术室地面的乙醚药物浓度很高，这些鸡被麻醉了。被拿到外面10～15分钟后，两只鸡开始动弹起来，先睁开右眼，环顾四周，显然有些迷茫；过了一会儿，它们摇摇头，晃晃悠悠地走了。当我第一次看到该情形，我以为这是偶然事件。我错了，该情况几乎每天都会重演。一醒来，每只鸡都会先睁开右眼。然后，它们会离开青青田野，穿过土路跑回它们的鸡舍。

*你应该如何处理这一观察结果？*

## ？ 解答

发表它。

## 讨论

我应该把这项以前没有报道过的观察结果发表在《兽医和乳制品研究的当前趋势》上，因为这项观察表明，鸡的大脑半球对麻醉剂的敏感度存在差异。这可能会为未来的研究人员提供钥匙，解开那个令人费解的问题："鸡为什么要过马路？"（译者注："鸡为什么要过马路？"这个笑话通常被用来描述问题的看似简单但实际上复杂的本质）。

我的一位挪威同事还建议，若对此现象加以精细研究，或许可用来判断人类的麻醉深度。

供您参考，《兽医和乳制品研究的当前趋势》是一本开放获取的网络期刊。这些期刊满足学术生涯晋升的出版要求。在参考文献所列的书籍《要发表，不要消亡》中[1-3]，笔者以诙谐之笔触探讨了开放获取的网络期刊。书中通过发表通信、

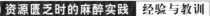

报告、文章和会议录（C.R.A.P.），展示了读者能以何等轻松之态，迈向学术生涯的高峰。三本书的前言分别由Richard Jaffe（第一本书[1]）、Steve Shafer（第二本书[2]）和Phil Larson（第三本书[3]）执笔，他们都是杰出的麻醉学家。

### 📋 建议

如果你看到一些有趣的东西，你应该尝试发表它，特别是当你身处学术界。

### 💬 译者评注

学术研究时，我们要珍惜动物给的启示。例如，今天能用到心电图技术，要"感谢"两只青蛙。1856年，两位德国科学家在制作有关青蛙的实验材料时，不小心将一只青蛙腿部的神经末梢，掉到了第二只青蛙暴露的心脏表面，结果发现第一只青蛙切断神经的肌肉与第二只青蛙的心脏在一起收缩，而在此之前，科学家们早已发现了肌肉收缩与电流的关系。由此，他们意外地发现了心脏的跳动伴随着一种电流的产生。因为这个发现，出现了心电图技术。

## 附录1 三个故事

附上我三位南非朋友的三封信。他们现在居住在澳大利亚、新西兰和美国。我觉得这些故事非常适合收录在这本书中。

祝你阅读愉快。

JGBU

## 一无所有，却无所不能

作者：Paul Luckin

刘岗 译 陈璋 吴江 尹晴 校

2004年12月26日（圣诞节次日），印度尼西亚苏门答腊海岸附近发生9.2级地震，引发的海啸横扫了印度洋，并蔓延远至非洲和印度。

一堵高达45英尺（13.716 m）的滔天水墙袭击了苏门答腊岛北端的班达亚齐市，席卷起渔船、渔网、植物、木屋、瓦楞铁屋、牲畜、污物和居民。巨浪携着废墟向内陆疾驰了3.8 km，整个城市淹没在一个充满尸体、残骸、泥浆和污物的毒之洪流。仅约30万人的班达亚齐市就有16万人（＞50%的人口）遇难，包括了该市的大部分医师和护士。

作为第一支进入该城市的西方医疗队，我们在灾后第四天登陆。起初，我们是一支军事队伍，但最后一刻，我们作为一支民间团队派遣。这意味着我们无任何军事医疗用品，仅有基本的个人装备、瓶装饮用水、少许药物，以及一个同事在我们即将出发时收集来的少量器械。

我们毫无头绪地离开澳大利亚，不知道要去哪里，也不知道将做些什么。海啸摧毁了班达亚齐的基础设施，通讯中断，班达亚齐也未传出任何信息，除了知道那里会需要医疗救援，我们一无所知。我们乘澳大利亚皇家空军的飞机抵达，在飞机跑道旁挨过了第一晚。第二天一早，我们驱车前往市区时，看见一辆辆自卸卡车正将尸体倾倒进合葬墓。城市中，尸体散落街头，躺在排水沟里、埋在废墟间，堵塞了水道（图1）。刺鼻的尸臭扑面而来，令人窒息，即使我们回国已数月，仍依然萦绕在我们周围。

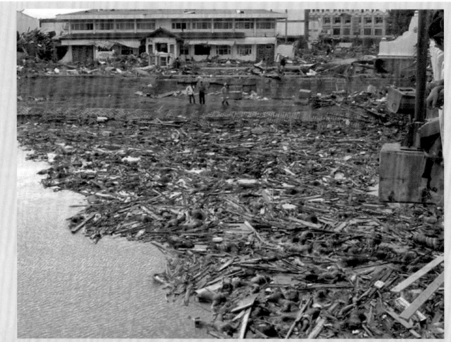

2004年海啸后，印度尼西亚苏门答腊岛班达亚齐市中心的一条水道被尸体和残骸堵塞。

**图1**

　　获准后，我们进入一家废弃的小型私人医院并在那里过夜。团队中的小部分成员被派往唯一还在运作的医院，包括2名麻醉医师、2名外科医师（都是经验丰富的军医）、2名护士、2名医疗急救员和1名全科医师，而大部分成员留在那家小型私人医院，处理源源不断前来的步行伤员。我们发现医院充斥着最严重的伤员，已不堪重负，所有患者的肢体都有穿透伤，重度感染导致组织坏死并流着黑色的脓液。所有患者都有脓毒症，由于吸入浸泡着尸体的污水，也都有吸入性肺炎，表现为缺氧、发绀、低血压和心动过速。许多患者营养不良，还有许多疟疾患者。年幼者和老年人寥寥无几，据说在滔天巨浪面前，他们大都未能逃脱。

　　医院里没有任何可用的物品，工作人员也屈指可数——大多数人员都在海啸中罹难。我们只有后勤人员在我们出发时收集的一些物品：几把吉格利锯、几把手术刀和镊子、一些纱布、必妥碘（聚维酮碘）和瓶装水、几双无菌手套、一些塑料手术衣。没有麻醉设备、气道设备或吸引器。

　　与我同行的是澳大利亚皇家空军麻醉医师、澳大利亚麻醉医师协会的前任主席David M. Scott上校。作为唯二受过专业培训的麻醉人员，为了在实际操作和心理上互相支持，我们将两张多少还能使用的手术台放在同一个房间里。房间里有一个不满的大气瓶，据悉里面是氧气。我们找到并修复了一个破损的小型氧气浓缩器，它为我们提供了一点点的氧气，还找到了一套鼻导管和一个面罩。几个印尼医师给了我们一个小型的带血压计的心电监护仪，我们把它放在两张手术台间共用。我们找到了几安瓿吗啡、咪达唑仑、氯胺酮、利多卡因、青霉素和氯霉素。有很多生理盐水、一些针头、小型静脉导管、少量注射器，以及用来隔绝血液和脓液的建筑塑料单。但无血制品、血管收缩剂或扩容剂。

电灯只是偶尔亮起，水龙头无水可流，只有瓶装水。头12天里余震频发，7.2级以上的余震超过20次，瓷砖噼噼啪啪作响，从墙上掉下，门框扭曲，蹲便器泄漏着污水。苍蝇成群结队，天气酷热潮湿，令人窒息的腐尸气味始终萦绕不散。

病房里，由麻醉医师进行的检伤分诊相当残酷。我们仅选择那些我们认为在清创或截肢后能存活的患者。许多患者我们只能任其自然，要么是因为他们已无救治意义，要么是因为他们拒绝截肢，作为虔诚的穆斯林，他们宁愿体肤完整地进入天堂。

我们的两位外科医师动作迅速，技术娴熟，大面积清创或截肢手术仅需约45分钟。我找到一截塑胶管用作止血带。后来医院的吉利锯断裂了，我们便在附近地上找到了一把旧的桦锯，刮掉了锈，用必妥碘消毒后在两个手术台间共用这把锯子截肢。连续4天，只要光线足够，我们就在两张手术台上同时连续做截肢手术。

麻醉用药量非常小，用药非常谨慎。通常，我们采用分离麻醉，先给予小剂量的咪达唑仑（通常是1～2 mg），然后滴定氯胺酮，通常总量只有约20 mg，麻醉时静脉输注盐水。有时我们会给予1 mg或2 mg的吗啡。我们重复使用注射器，但针头足够每次更换。我有一支脊麻针，一次在鞘内注射时，患者念着临终祷告时突然抽动，弯曲了针头。我成功地把针头掰直并重新插入，完成了阻滞。David Scott做过一次股神经阻滞，然而等待的患者数量太多、缺乏时间及设备，来不及进一步阻滞麻醉。

仔细滴定的分离麻醉效果出奇的好。我们的患者毫无疼痛，气道通畅，能自主呼吸，大多数患者生命体征平稳。他们在平静中逐渐苏醒，无任何苏醒后的不适现象。回到病房后，少数患者术后疼痛，所有顺利离开手术室的患者都幸免于难。

两所医院共96位患者进行了117例手术：78例清创手术、17例截肢手术、4例伤口闭合手术、4例内固定手术和14例清创包扎手术。只有4名手术患者在疾病的困扰中永眠：小型私立医院的两名患者因肺炎和脓毒症告别尘寰，我们医院一名患者因手术台上失血过多与世长辞，而另一名患者在"恢复区（手术室外走廊的地板上）"苏醒时谢幕人生。

之后，世界各地的援助团队纷至沓来。2周后，另一支澳大利亚团队接替了我们——仅仅2周，但团队成员均已身心俱疲。那时，所有抢救性手术的患者要么已手术，要么因未能手术而赴了最后一程。

这段经历后，我们团队中的许多成员患上了应激性情感障碍，相比普通民众，经验丰富的军人更能应对。最好的疗愈方式是彼此关心——这种互相理解带来了坦诚和共情，无须多言解释。

一位富有同情心但又现实的内科同事后来评论说，面对班达亚齐天崩地裂般的浩劫，派遣一个外科团队就像沧海一粟般的微不足道。这说得没错，但对我们来说，拯救每一滴水都值得全力以赴（图2、图3）。

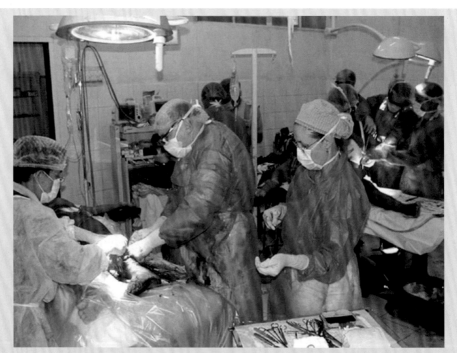

手术室：一个罕见的有电时刻，拍摄后发生了多次7.2级余震，余震导致墙壁开裂、瓷砖破碎。前景中的器械是外科医师所拥有的全部。左边的患者躺在我们找到的建筑塑料单上。

图2

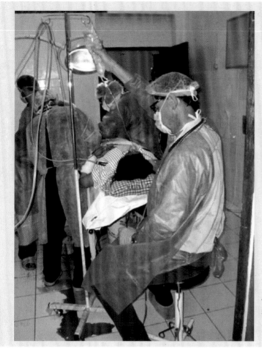

作者正行分离麻醉并挤压
静脉输液袋。

图 3

### 附注：主编的话

Paul Luckin是我在南非德班纳塔尔大学医学院、爱德华八世医院的老同事，我们在1982—1989年间共事。

要明确的是，这次澳大利亚团队对印度尼西亚的人道主义援助可谓不遗余力，绝不是某些人可能称之的"医疗之旅"或"娱乐之行"。在这黑云笼罩的末日，这群个体用他们的技能和聪明才智破釜沉舟、锲而不舍、砥砺前行。我相信你可以理解，这场救援所造成的精神创伤对他们的心理影响并不轻微，这些记忆会在他们心中长留岁月。请放心，他们的善举会被那些从他们的救治中受益的人们和亲人们铭记在心。

感谢苍天，我们有像这样的人和组织，在急需之际，能向资源匮乏之地的人们伸出援助之手。正因为有了他们，世界更美好。

Paul G. Luckin, AM CStJ

MB. BCh. (Rand), DA(SA), FFA(SA), FANZCA Anaesthetist

CAPT RAN, Navy Health Services, Australian Defense Force

Medical Advisor to Australian Maritime Safety Authority

Chermside, Queensland, Australia

# 乡村医院的逗留

作者：Gordon Haddow

刘岗 译 陈璋 吴江 尹晴 校

南非开普敦大学毕业后，我在纳塔尔省（Natal）皮特马里茨堡附近的伊登代尔医院开始了实习。纳塔尔是南非的一颗明珠，东临印度洋，西傍德拉肯斯堡山脉，北依克鲁格国家公园和莫桑比克。在伊登代尔，我将原本为期12个月的实习延长了6个月，专攻产科。作为一名初出茅庐的实习生，要获得正式的南非医疗执照，需要完成50例麻醉。对大多数人而言，这意味着无非是在手术室现身一番，或偶尔获准窥探一次麻醉过程，或由麻醉医师简单示范一下如何使用面罩，然后就被支开了，因为教你任何东西都太麻烦了。在伊登代尔短暂停留后，我被分配到南非医疗队去履行国家义务（服兵役），并被派往纳塔尔北部的一家小医院（300张床位，只有3名经验相近的医师）。到达医院后，我感到自己在内科、外科和产科方面的经验已较为丰富（那时我已经独自做了100多例剖宫产手术）。然而，毋庸置疑，我的麻醉培训几乎是一片空白。我很快就发现这是我的重大劣势。我的同事中有一位稍有经验的医师（他已在这个医院工作了3个月）告诉我，我们三个都需要掌握全身麻醉的技能。

第一天，学习了剖宫产的气管插管全身麻醉（这是我第二次插管）。第二天（周五），全程观察学习剖宫产（椎管内）麻醉的实施。第三天（周末），一位同事离开医院，去了最近的市中心，我成了当天麻醉的备班医师！对可能出现的问题，我一无所知，担心万一需要进行气管插管，我是否能胜任（这种情况存在吗？），没有脉搏血氧仪，没有呼气末二氧化碳分压监测，也没有关于如何检查机器或回路的指导（除了打开氧气罐看是否有氧气流出），也没有人告诉我氧气瓶上气压表的正常读数应该是多少，等等。我敢肯定，指导我的那个同事接受的麻醉学教育和我相差无几，他只是传授他被告知要做的事情。另一个问题是，即使我们意识到设备出现问题，我们是否真的有能力维修它？就算真的需要维修，方圆百里之内，又有谁能够提供帮助呢？

几个月后，我周末备班。通常，一个医师会在周五离开，计划周二回来。这就意味着只剩下两名医师在医院。然而，我们都想念自己的女朋友，因此我们剩下的两个人中不时会有一个人花费6小时来回车程，接女朋友来医院度周末。就有这么一天，医院就只剩下我一个医师，来了一位成年患者，他有非常严重的肱骨髁上骨折需紧急复位——患者已从前一晚开始禁食。这种情况下，通过面罩行轻度全身麻醉是常见的选择。这家医院繁杂的工作量导致大家不得不身兼多职——我们还时不时要兼任外科医师和麻醉医师。于是我打开氧气瓶，看上去氧气对这个病例来说是足够用了，我开始麻醉，输注了点硫喷妥钠（那天居然有这个药物，算是小小的幸运），随后置入口咽通气道、面罩、输注哌替啶、给予70%的笑气。调整好患者头部位置、检查血压和脉搏稳定，呼吸囊提示患者呼吸良好，然后我让护士代替我继续监测血压脉搏。一切井然有序。我开始牵拉手臂，试图复位该髁上骨折。每隔大约5分钟，我都会询问护士脉搏和血压情况，查看呼吸囊，然后继续全力以赴，希望能够成功复位该骨折，但事实证明这很难。

大约牵引复位20分钟后，我再次询问护士患者生命体征——我听到血压袖带充气和放气的声音，她告诉我："我想血压大概60 mmHg，脉搏30次/分。"

呼吸囊依旧在起伏。我有些担心，于是取下患者面罩，观察患者唇色。还记得吗，我们没有氧饱和度监测仪。他的嘴唇呈深蓝色，但当面罩取下来时，唇色逐渐变粉红！我看了看转子流量计，氧流量为3 L/min。停用笑气、重新戴上面罩，患者唇色又变蓝了！再次摘下面罩，开始变粉红！我感到疑惑，到底怎么回事，不是在吸氧吗。到底发生了什么？室内空气似乎有效给氧，所以我给他气管插管，通过气管导管用空气向患者通气（我只告诉你一个人，你会为我感到骄傲的）。患者唇色继续保持粉红色，但开始苏醒，我注射了一点硫喷妥钠，因为还需要继续手术。好吧，让我思考一下这个问题：室内空气能有效给氧，但氧气瓶无法供氧。他真的在吸氧吗？我试着调高氧气流量，但发现流量计没有任何反应！原来是氧气罐空了，而转子流量计卡在3 L/min的地方。难怪他唇色发蓝，他一直在吸纯笑气。坦白说，我很惊讶他能醒来、没有脑死亡。我想我只是恰好在正确的时刻询问了血压和脉搏，我们很幸运。

那家位于乌伦迪郊外的小医院虽规模小，但患者数量、工作量可丝毫不小，我和另外两位刚刚接受完培训的医师，演绎着多重角色——每年接生大约2000例，剖宫产大约300例，还有阑尾切除术、腹部刺伤、异位妊娠破裂、骨折复位（和开放性骨折内固定手术），偶尔还要处理枪伤、蛇咬伤、烧伤，甚至曾有过一例心脏刺伤及几例开颅手术、拔牙、取出异物，经历了一次霍乱疫情。有时候，我们所依赖的唯一教材就是汉密尔顿·贝利的急诊手术教材——或者是麻醉医师（我的同事）告诉外科医师（我）下一步该怎么做。小孩和老人的手术我们都做。令人惊讶的是，虽然我们的培训和知识水平极有限，我认为我们从未因麻醉相关原因导致患者死亡，虽然曾经在某些时刻，患者似乎已经站在死亡边缘，但我们努力避免了极端的结局。如今，随着我职业生涯的落幕渐近，我回首这段经历，开始领悟到我有多么幸运。这是一个绝佳机会，边学习边实践。我学会了脚踏实地，知道如何充分利用有限资源尽力应对，临危不乱，随机应变，不慌不忙。所有这些都在我训练和多年的麻醉实践中对我大有裨益。我也希望我能够将一部分知识和职业素养传授给我帮助培训的那些学员。尤其当麻醉过程中出现问题时这很重要，正如读者所知——意外在所难免。

**附注：作者的话**

在Haddow医师和我工作的那个时代，氟烷是首选的吸入麻醉剂。如今，在世界的某些角落，你仍然可以找到它。当我们使用氟烷进行麻醉时，偶尔会出现心律不齐。Gordon讲述了这个故事：

在祖鲁兰的时候，Gordon从他的El Toro同事们那里接手了一个氟烷的全身麻醉。他注意到心电图显示心律不齐。他的同事们也看到了，并说：

"别担心。每当我看到这种情况，我会做两件事：

1.关掉心电图；

2.降低氟烷浓度。

每次都奏效，就像魔法一样。"

Gordon Haddow, MB ChB (UCT) FFA (SA)

Kaiser Permanente

San Jose, CA, USA

Department of Anesthesiology, Peri-operative &

Pain Medicine, Stanford University Medical Center

Stanford, CA, USA

# 暂居战区

*作者：*Andrew Love

刘岗 译 陈璋 吴江 尹晴 校

1988年，我响应号召成为南非医疗服务机构中的一名麻醉医师，踏上了前往安哥拉执行为期2周任务的征程。我带着背包和手枪，乘坐大力神C-130飞机抵达了纳米比亚北部的伦杜。在那里，我见到了医务室的指挥官，他跟我说："这是你的丛林编号。把它写在你的衬衫、靴子、腰带和丛林帽的内衬。"

我好奇地询问他原因，他回答道："你将踏入茂密丛林，在战火纷飞的混乱中，有时候标识牌会在你牺牲时丢失，但常常，我们能通过这些装备上写着的那串数字，来辨别那个无名的英雄。"

我把这个编号写在了我的所有装备上。

在伦杜的医疗站里，我们工作了短短的一两天。

在我们抵达伦杜后的那个早晨，我们漫步到河边，那里，停放着许多奥利凡特坦克，它们静静地停驻在河岸上，等待着通过浮桥进入安哥拉。我无所事事，便爬上了坦克的装甲壳，与坦克手闲谈了起来。

坦克指挥官对我说："我不喜欢战争，通常我们会去自由邦的De Brug基地，领取坦克，进行维护，开着它们在丛林里跑几天，这会造成大量的烟雾和尘土，然后清理坦克，再维护它们，然后将它们放回仓库。但这次非同寻常，我们要过那条河，而河对岸的家伙们要杀了我们——我不喜欢战争，我想回家。" 但这仅是他口头所说——尽管内心充满恐惧，那个夜晚，他仍毅然穿越了那座桥，投入战斗，他是一位真正的勇士。

那天晚上，他们给我配发了一把突击步枪和一副防毒面具，然后让我乘直升机前往安哥拉奎托夸纳瓦莱（Cuito Cuanavale）附近的战术指挥部（TAC HQ）。由于我是一名军官，所以有个座位，而大多数人则在地板上找了个位置坐下。在直升机飞行员给我们做完安全讲解后，他承诺一旦飞行到10 000英尺（3048 m）的巡航高度，空姐就会为我们提供咖啡和饼干。然而，起飞后不久，他遗憾地告诉我们，传来安哥拉米格战机在空中活动的情报。因此，他只能在树顶高度飞行，所以他们无法为我们提供咖啡或饼干，我们也没看到有什么空姐。以110节（译者注：约204 km/h）的速度，我们飞行了约1个小时。我很快意识到，在黑暗如墨的环境里，没有灯光，飞行员很难找到着陆区。这是因为我可以从罗盘和仪表板上的人工地平线看出，我们正以搜索模式飞行。最终，飞行员发现前面有几盏微弱的灯光。这就是着陆区了，降落后，我惊讶地发现，这些灯光是装满柴油的沙罐点燃发出的。

在战斗总部，我遇到了即将离任的麻醉医师，他向我解释说，唯一的麻醉呼吸系统是一个配有几个氧气瓶的吸入系统（见病例16）。

幸运的是，我之前在爱德华八世医院受到过David Humphrey医师关于PAC吸入系统的培训，知道如何操作它。

这位麻醉医师让我吃惊，因为他看起来有点像电影中的"兰博"，他的战术背心上挂着几个手榴弹，腰带的口袋里装满了半自动步枪弹匣。

然后，我被带到一辆Ratel装甲步兵战车上。尽管它是一辆装甲作战车，但也用于运输物资和人员。穿越黑暗，我们向前方的集结区进发。

约午夜时分，我们到达目的地，我被带到医疗站，介绍给负责的医务官。他告诉我，外科医疗站在几百码外，他给我指了个大致的方向，我就出发了。

外面黑黢黢一片，我小心翼翼地注意着路上的树木和灌木，但找不到外科医疗站。因此，我认为更明智的做法是沿着我的足迹返回医疗站。返回后，我铺开我的睡袋，在地上睡着了。

晨曦初露，一位医务人员引领我去了外科站，把我介绍给负责的医务官和外科医师。我们安顿下来，静候着未来的挑战。

外科站有两辆Rinkhals装甲救护车，一辆Samil-100防地雷10吨卡车，被称为Kwevoel（非洲人叫作灰蕉鹃，也叫作"走开鸟"）［译者注："go away bird"是对灰长尾巨鸟（grey lourie）的俚语或非正式称呼（图1～图3）。这种鸟在南部非洲地区很常见，因为它的叫声听起来像是在说"go away"，所以得了该绰号］，一个由约10名医师和医务人员组成的小组。根据需要，救护车用于运送医疗队和患者，10吨重的卡车运送我们的医疗设备、医疗用品、食物和个人用品。这一带挖了许多掩体。有人带我看了我的掩体，告诉我这是专属于麻醉医师的。

有一台双向无线电挂在树上，在这段充满紧张和志忑的日子里，时不时响起"红色警报，红色警报"，每当警报响起，所有人就会跳进指定的掩体中。红色警报意味着有古巴和（或）安哥拉的米格战斗机在天空中盘旋。我们待在掩体中，直到解除警报，然后继续坐在阳光下无所事事，仿佛一切都没有发生过。夜幕降临，我们把担架从救护车里取出来，铺在地上当床睡。

无所事事几天后，我们接到命令，要求我们进一步向安哥拉西部移动，并建立一个外科医疗站，以救援可能在1988年2月25日黎明时分发动攻击时受伤的士兵。

2月24日晚，我们缓缓西进。我当时在一辆救护车上。由于没有道路，我们行进很慢。突然，司机喊道："发动机着火了。"

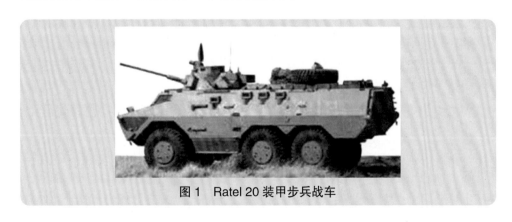

图1　Ratel 20装甲步兵战车

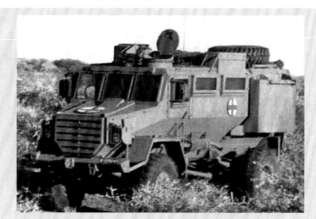

图 2　Rinkhals 装甲救护车

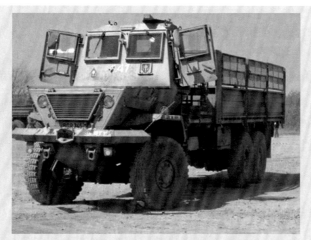

图 3　Samil-100 防地雷 10 吨卡车

　　我们立刻通过前门或者顶部的舱口紧急下车。火势很快被扑灭，然后我们继续前进。然而，火势又起，显然是由于一些树叶和树枝穿过了车辆的前进气格栅，卡在排气管和装甲板之间（因为这是一辆防地雷的车辆），并在其中着火燃起。清除了所有树叶和树枝后，我们继续勇往直前，之后再无任何意外。

　　最终，深夜时分，我们抵达集结区，在大地的怀抱中稍作休息。第一缕晨光照亮时，主管的士官长召集了一些士兵，让他们挖了一个大约16英尺（约4.88 m）长、5英尺（约1.52 m）深的洞。为提供更多保护，洞的四周都筑起沙堆，像是一道坚固的屏障。在洞的两侧，挖了一个斜坡，以约30°的角度通向洞底。然后，洞的中间插了一个帐篷杆，搭了一顶标准的16英尺（约4.88 m）正方形军用帐篷。我被告知这将是我们的手术室。手术台是两个方形的钢支架组成，上面放着一个标准的北约担架。

我唯一的监测设备是脉搏血氧仪，有一个手动血压计和吸入系统的抽吸式麻醉系统，Ambu急救球囊协助通气。氧气由一个小气瓶供应，上面有一个可调节流量的装置。蒸发器中装满了氟烷。药物有丙泊酚、芬太尼、吗啡和阿曲库胺，但没有琥珀胆碱（见病例72）。

果不其然，我们接收了3名重伤患者，但只有一名伤员需要手术。他是名年轻男性，腿部和腹部被弹片击中。他有急腹症复合股骨骨折。我们的血库是"活血库"，所有士兵入伍时都测试了血型，并将其血型记录在标识牌上。若我们需要血液，我们将呼叫具有与患者相同血型的志愿者（见病例12）。

我们把Ohmeda吸入系统、血压计和脉搏血氧仪放在两个空弹药箱上，然后将患者带进了"手术室"。医疗队员人工规律地挤压着Ambu急救球囊，他就是呼吸机。

由于患者刚吃过东西，我采取了一种似乎快速但实则精心策划的序贯诱导，先给予芬太尼和小剂量的阿库溴铵，等他说视物重影后，再注射诱导剂量的丙泊酚和剩余的阿库溴铵。气管插管很顺利，随后我们用氟烷和空氧混合气维持麻醉。通过脉搏和血压来评估麻醉深度。高血压时，增加氟烷和芬太尼。低血压时，则通过输液、输血和减少氟烷吸入来管理。股骨骨折进行了清创和复位，并用托马斯夹板进行了皮肤牵引。外科医师实施了剖腹术，发现小肠穿孔，做了肠切除手术。

常规拮抗肌松，患者从全麻中苏醒，就像从长夜中迎来了黎明。然后被送到了"恢复室"——一辆装甲救护车的后仓。

术后镇痛用的是低剂量的氯胺酮，即将氯胺酮加入1 L平衡盐溶液中输注，医护人员手动调节输液速度，来达到理想效果。

又送来一名战士，他的双腿被火箭榴弹无情夺去，那枚榴弹如同死神的镰刀，直接穿过了他的Ratel装甲救护车车门，炸断了他的两条小腿。在受伤不远的地方，他的伤口已被战地医师用绷带加压包扎。他也在那里输了来自战友的血液（见病例12）。到这里之后，他又输了血，并输注低剂量氯胺酮来镇痛。

然后又送来一名胸口小弹片伤的士兵，这是安哥拉米格战机投下的集束炸弹留下的。起初，他未感到太大不适，但一天过后，他开始呼吸急促，呼吸音也越来越微弱。他的气管如同被无形之手推向了一侧。我让他靠在一棵树上，适当消毒后行肋间神经阻滞。然后我在他的胸腔里放置了一个肋间引流管，连接了一个海姆利克单向阀。当他告诉我他感觉好多了时，我的心中充满了欣慰。

那天晚上晚些时候，我们收拾好装备，转移到了一个直升机着陆区，那里，如同天使降落似的停了一架南非空军的直升机，机上载着来自伦杜空军基地医务室的医师和医务人员。我们把照顾的患者移交给了空中疏散小组，然后撤回到了我们之前所在的集结区。

一天晚上，一位来自机动区域作战小组（mobile area operations team，MAOT）的空军军官邀请我到他的Ratel装甲车里，一起品味由补给直升机秘密空运来的啤酒。那些冰凉的啤酒让我想起了英国海军总是在一天忙碌结束时给他们的水手们发朗姆酒的情景，仿佛是对他们辛勤工作的奖赏。令人关注的是，在Ratel装甲车内，一台无线电静静地工作着，由说葡萄牙语的南非人监控着安哥拉空军的无线电通信，仿佛寂静中进行着一场无声的战斗。

我们正享用被帆布包裹，悬挂在树梢，如同绿叶中的露珠般冰凉的啤酒。突然间，无线电操作员的声音如晴天霹雳，打破了这宁静，他大喊着说有一架米格战机正飞来。我向军官建议，我们各自退回掩体里去。他从容回答说，时间来不及了。他说的完全正确，约20秒后，一阵如同野兽咆哮般的轰鸣声响起，一架米格23如同箭一般直掠过我们头顶上空。我惊慌失措，建议我们必须马上跑到掩体里，因为那架米格战机会回头轰炸我们。然而，那位驾驭天空的空军军官（他本人也是一名翱翔于蓝天的飞行员）淡然地说，以米格战机那样的疾驰速度，再加上我们身披大地色彩的伪装，敌方飞行员无法察觉我们。他是对的，那架如同闪电般风驰电掣而过的米格战机没有回来。

我们每个人都脏兮兮的，每五六天才能享受一次淋浴。我们把一个装满水的硬邦邦的塑料袋提升到树梢。在那个塑料袋的底部，有一个小阀门要用手去打开。我记得那水流细小而微弱，仿佛在诉说着生活的艰辛。我知道我们都散发着臭味，但那个环境下，似乎没人在意这些。

最终，我们完成了任务，离开了因陋就简的战地医院，通过蜿蜒曲折的公路、翱翔天际的直升机、巨大无比的C130运输机以及快速舒适的民用喷气客机，我们回到了家。

再次使用回标准的麻醉机实施麻醉，那感觉真是美妙无比。

Andrew Love，医学学士和外科学学士，南非麻醉医师，
澳大利亚和新西兰麻醉医师
北岸医院
新西兰奥克兰

## 附录2 一场祖鲁婚礼

刘岗 译 陈璋 吴江 尹晴 校

在我生活的画卷中，南非的篇章总是闪烁着独特的光芒。人们常问我南非之行中有什么难忘的瞬间。答案其实并不难寻：在非洲的广袤土地上，能够受邀参加葬礼或婚礼，无疑是一种至高无上的荣誉。我有幸参加过这两种庄重而神圣的仪式。然而，在所有的记忆中，有一场婚礼尤其值得一提。

那次邀请我出席的是我的研究护士Khobi Msiange的婚礼。值得指出的是，她的祖父曾是非洲国民大会（African National Congress，ANC）的创始成员之一。

一个周六下午，我来到一座小型新教教堂，这里距纳塔尔省皮特马里茨堡约2小时路程。这座宁静的教堂矗立在山丘之巅，俯瞰着下面的城镇，四周是连绵起伏的翠绿山峦。阳光从湛蓝的天空中洒落，家畜在草原上漫步，一切都显得如此和谐而宁静。婚礼定于下午3点举行，我提前半小时抵达。教堂里只有一位祖鲁老人和他的狗在树下休憩，无人问津。我用蹩脚的祖鲁语问他，今天教堂里是否会举行婚礼。他说他想应该会有。于是我坐下来等待，然而到了下午3:20，仍无人光临。突然，我听到了歌声。我以为是那位祖鲁老人开了收音机，但我错了。歌声渐盛，东边的山丘上整个婚礼队伍闪现而来。新娘身穿白色婚纱，新郎身着深色西装，领着整个队伍前行，约400名嘉宾紧随其后。他们载歌载舞走下山来。歌声感染人心，每个人都洋溢着笑容、微笑着走进小教堂，教堂瞬间座无虚席。仪式以祖鲁语进行，我们都得到了一个程序单。令我惊讶的是，我在第18项下面看到了我的名字。之前，我并未被告知我要发言，环顾四周，我意识到我是在场的唯一白人。

当轮到我时，我走上圣坛，独自站在那里。内心充满了忐忑，因为我的祖鲁语并不流利。教堂里静得可以听到银针落地，一片黑色的面孔都在注视着我。突然，一位小个子的祖鲁绅士出现在我身边，用英语对我说"我是你的翻译。"

很快，我发现他不仅是我的翻译，还是一个喜剧演员！

我开始了我的"即兴"演讲。每说完一句，他就会跟着翻译。然而，他不局限于翻译，还在每个细节上都模仿我，包括我的手势，歪头，等等。嘉宾们也加入其中，在每句翻译后都爆发出笑声和欢呼声。我无法面无表情。这个演讲本来应该持续约10分钟，但却延续了30多分钟，简直是一场狂欢。

　　我从未在任何演讲中获得过如此热烈的反响，那是一种深深的满足感，一种源自内心的喜悦。

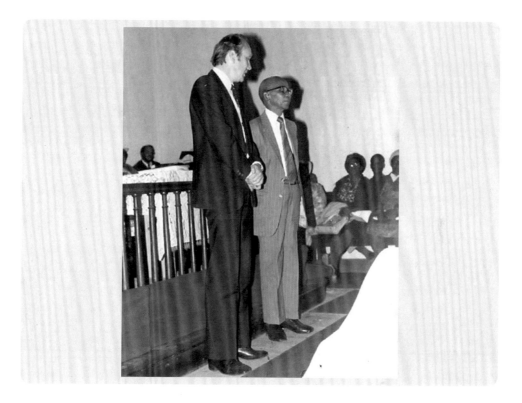

John G. Brock-Utne

# 附录3 扼要重述

刘岗 译 陈璋 吴江 尹晴 校

现在你已经读完了这本书，让我们一起回顾一下其中的一些要点，这些要点并未特意排序。

因此，这是一份为你准备的提示清单，作为麻醉医师，到全球任何资源匮乏的地方工作前，你都可以参考这份清单。我相信，当你在这样的环境中工作一段时间后，你将能够根据你的经验，为下面的清单增添新的内容。

1.仔细检查老旧麻醉机。

2.确定氧气源。

3.将H型气瓶固定在手术室的墙上。

4.安全、干燥地储存氧气瓶。

5.了解如何组装和测试Mapleson回路。

6.有血库吗？若无，患者需要输血时的预案是什么？

7.尝试学习当地语言。

8.了解吸入式麻醉器的优点和缺点。

9.车里始终备有与麻醉相关的医疗设备

10.在出发前学会做气管切开，使用支气管镜。

11.当你不懂当地语言时，要观察确保你提出的要求得到了执行。

12.警惕那些旧的、可能已经无用的铅衣。

13.了解新环境中常见的疾病，如登革热、疟疾、有机磷中毒等。

14.资源匮乏的环境也可能发生恶性高热。

15.当心那些旧的手术台。

16.对于合并症过多的择期手术，不要被迫实施麻醉。特别是没有可用的有创性监测设备和ICU床位时。

17.随身携带手套和个人防护装备。

18.对于与医疗实践相关的部落习俗要有敏锐的意识。

19.通过玻璃血瓶快速输血充满了危险。

20.无论是手术室还是ICU的麻醉呼吸机，确保你理解其工作原理。

21.确保团队每个人都了解新设备（如除颤器）的风险。

22.在热带地区，需冷藏琥珀胆碱。

23.若无抢救车，那就自己做一个。

24.带上你的特殊麻醉设备（见病例32），如弹性探条。即使医院说："我们都有"，还是带上吧。

25.带上你自己的个人药物，如止泻药、抗生素、消炎药等。

26.确保你理解患者知情同意程序，该由谁签字等。

27.不能过于信任监护仪显示的数据。有疑问时，检查你的患者。

28.要尊重巫医。有时候，奇迹确实会发生。

29.你不仅代表你的职业，也代表你的国家。因此，避免发表可能被认为是批评该地区、国家、宗教、政治或医院提供的医疗服务的评论。

# 附录4 名词目录

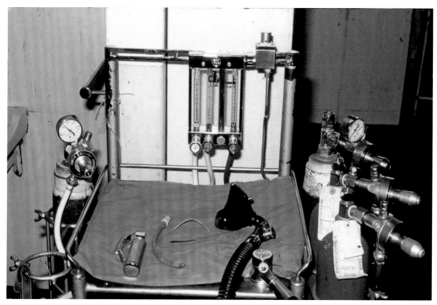

图 4.1

（由JGBU提供）

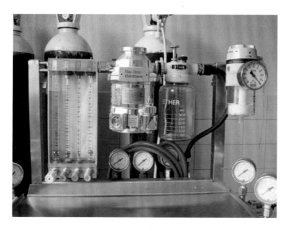

麻醉机上的乙醚瓶。

图 5.1

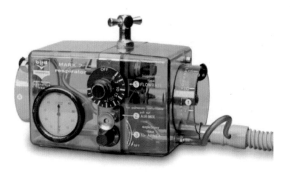

一台鸟牌呼吸机。

**图 51.1**

（图片来自Wood图书馆——麻醉学博物馆）

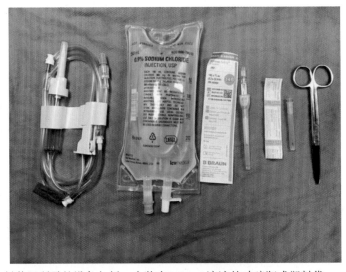

快速组装水封装置所需的设备包括一个装有250 mL溶液的玻璃瓶或塑料袋、一套常规的静脉输液器、一把剪刀、一根静脉输液管和一根18号或更大的针头。该方法包括将静脉输液管切成两半。取下静脉输液袋上的白色盖子后，将输液器的穿刺针插入输液袋。将穿刺针拧几下（确保穿刺针能够完全穿透静脉输液袋的塞子），然后取下穿刺针，倒置输液袋。通过现在的塑料容器开口（译者注：这个"开口"并非完全敞开，而是被穿刺针穿透后形成的一个小孔。这个小孔足够大，可以让静脉输液设备的另一端插入，但又足够小，以至于在没有插入设备的情况下，液体不会自行流出。所以，这个开口在一定程度上还是处于闭合状态的，需要插入设备才能让液体流出），将输液器的另一个尖端（带Cair调速开关）插入液体中约2英寸（5 cm）。通过锁骨中线的第二肋间，将14号套管针刺入患侧胸膜腔。将14号套管的近端连接到输液器上的公接头上［译者注：公接头指的是这种接头的一端有外螺纹，可以插入另一个带有内螺纹（母接头）接头的接头］。将大口径针头（＞18号）插入塑料容器的滴注口，用作排气口。

**图 76.2**

（由JGBU提供）

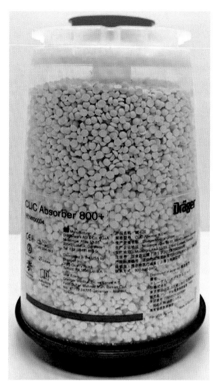

在吸收罐的进气口上有红色盖子，在放入Apollo麻醉工作站之前，必须取下。

图 77.1　一次性二氧化碳吸收剂（CLIC Absorber 800+）